AF498486

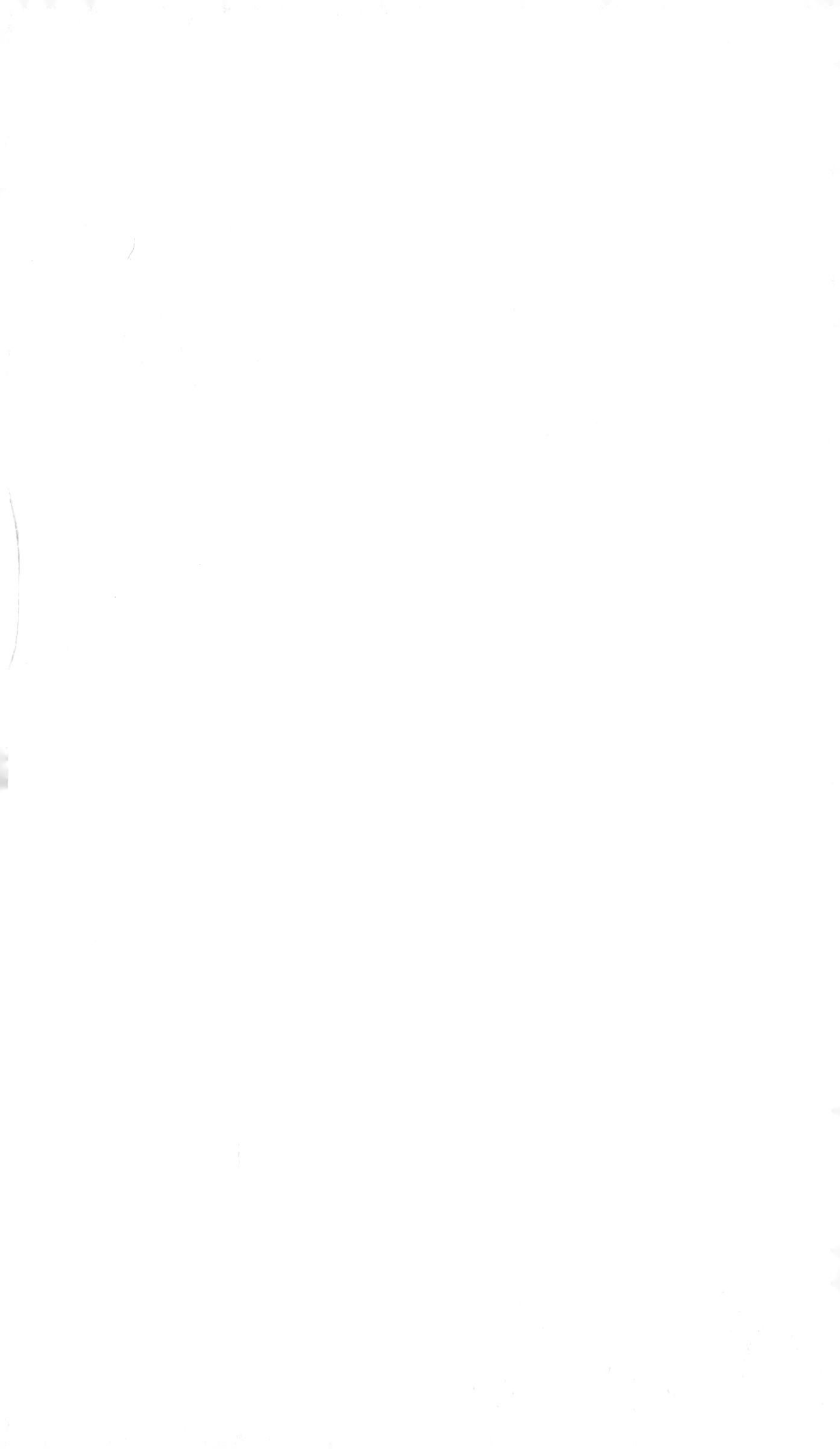

طفلك ما بين
الصحة أو المرض

الطبعة الأولى

2024

ISBN 978-614-503-124-6

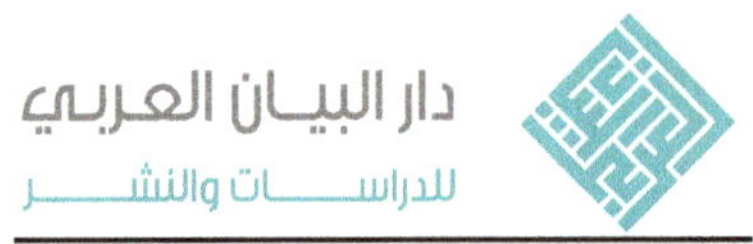

Tel: 00961 3 385 257 - Email: dar-albayan2021@hotmail.com

الدكتور كمال توبة

طفلك ما بين الصحة أو المرض

2024

الإهـــدَاء

إلى كلِّ الأمّهاتِ والأبـاء
الذين يبذلون كلَّ غالٍ ونفيسٍ،
في سبيلِ أنْ يكونَ أطفالهم أصحّاء
وسعداء رغم كلِّ الظروفِ...

إلى كلِّ أبٍ وأم فقدوا طفلاً
بسببِ مرضٍ عُضالٍ...

إلى الزّنود السّمر والجباه العاليةِ...
أطفالِ بلادي...

إلى من تقاسمتُ معها حُلوَ الحياةِ
ومُرّها... ليلى...

مُقَدِّمَة

في هذا الكتاب، أحاول أن أُقدّم للأهل صورة شاملة عن العديد من الأمراض التي قد تصيب الطفل في مراحل حياته الأولى، سواء أكانت المرضيّة أو الجراحيّة، محاولًا شرحها وتبسيطها من خلال الإضاءة على الأمور المهمّة، سواء أكانت أعراض أم علامات أم وسائل تشخيص. كذلك طرق التعاطي والتعامل مع الطفل بحالة المرض كما هو الحال في حالة الصحة، وخاصة بعد التطور المذهل والسريع في معالجة أمراض وجراحة الأطفال، حيث تحوّلت إلى اختصاصات متعدّدة ضمن الاختصاص الواحد، لذلك يجب على الأهل أن يكون عندهم الثقافة الصحية اللازمة من خلال الاطّلاع على الأمراض الجراحيّة والتشوّهات الولادية والأمراض المرافقة التي تحدث خلال فترة الطفولة الأولى، كذلك أصبح من الضروريّات عندهم تكوين فكرة مسبقة عن تطوّر حياة مولودهم الجديد، حيث أنّ تشخيص أغلب الحالات المرضيّة والجراحيّة يعتمد على وعي الأهل الصحي وتعاونهم مع الطبيب المعالج.

وفي هذا الكتاب اخترت بعضًا من الأمراض التي تحدث

في فترة الطفولة الأولى سواء أكانت الجراحيّة أو التي قد لا تكون جراحيّة. فالطفل في المراحل الأولى من حياته، عرضة للإصابة بالعديد من الأمراض سواء بسبب عدم اكتمال الجهاز المناعي لديه، أو الجهاز العصبي، أو بسبب تشوّهات ولادية خلقية. وفي هذا الكتاب، نظرة سريعة على العديد من تلك المشاكل أو الأمراض التي يعاني منها الطفل في مراحل طفولته الأولى، على أمل أن يستفيد الأهل من هذه المواضيع، وأن تكون لبنة يعتمد الأهل عليها لتأمين حياة صحية هادئة وخالية من الأمراض لأطفالهم وتأمين مستقبل زاهر وأفضل لهم.

والله ولي التوفيق
د. كمال توبة

اليرقان عند المولود الجديد

اليرقــان هي ظاهرة كثيرة التصـادف عند الضيف الجديد، وهــي عبــارة عن اصطباغ النسيج والجلد بلــون أصفر نتيجة تخضّبها بالبيليروبين ومشــتقّاته، الذي يحدث نتيجة اسـتقلاب الهيـــم، والـــذي يكون مصدره تحطّم وتحلّـــل الكريات الحُمر، حيث تصبح سامّة عند زيادة تركيزها، ولتجنُّب التّسمُّم يقوم الكبد بالتخلّـــص منها وطرحها في الصفراء، ومنها إلى الأمعاء ثم عن طريق البراز إلى خارج الجسـم، وهناك جزء منه يعاد امتصاصه في الدم ليعاد طرحه عن طريق البول، وهذا البيليروبين المتشكّل يُدعى البيليروبين غير المباشر.

أكثر حالات اليرقان عند المولود الحديث هي حالات يرقان فيزيولوجـي تظهر ما بين اليوم الثاني إلى الخامس بعد الولادة، ويستمر حوالى الأسـبوعين ومن ثم يشفى تلقائيًا، ويكون على حساب البيليروبين غير المباشر الذي يندر أن يتجاوز 12 ملغرامًا عند المولود في تمام الحمل. أمّا عند الخدج، الزيادة تكون بطيئة ويتأخـــر أكثر فـي الزوال، وعلى الأغلب أنّ السـبب هو نقص

وقتي وعابر لخميرة الغلوكورونيلترانسفيراز، وبشكل خاص عند الخــدج، وهناك عوامل أخــرى وقتيّة تزيد من مقدار البيليروبين الآتــي إلى الكبــد، وهي زيادة كتلــة الكريات الحمــر مترافقةً مع نقص عمرها الوســطي. وكما ذُكر ســابقًا هو يرقان غريزي فيزيولوجي لا يحتاج إلى علاج، وهناك نوع أخر من اليرقانات وهو اليرقان المرافق للإرضاع الوالدي، حيث يحدث عند بعض الولدين فرط بيليروبين غير مباشر، يستمر لفترة طويلة ما لم يوقف الإرضاع الوالدي. ويعزى الســبب إلى مادة بريغنين الفابيتاديول فــي حليب الأمهات وهذه المادة تقوم بتثبيط خميرة الغلوكونيل ترانسـفيراز، وفي هذه الحالة تنصح الأمهـات بالاسـتعاضة عن الإرضاع الوالدي باللجـوء إلى الإرضاع الاصطناعي لفترة قصيــرة، مع اسـتخراج حليب الثدي بانتظـام خلال هذه الفترة للحفاظ على اسـتمرار تدفّق الحليب ومن ثمّ استئناف الإرضاع مــن الأم بمجرد انخفاض البيليروبين. أمّا إذا تجاوز البيليروبين غير المباشر نسبة 12 ملغرام في مئة سم، عندها يحتاج الأمر إلى الدراسـة والعلاج لخفـض البيليروبين، وذلك لوقاية الطفل من تطوّر الوضع ووقاية الطفل من الإصابة باليرقان الدماغي النووي وتأذّي الدماغ. أمّا آليّة حدوث هذا النوع من اليرقان، تعزى إلى اختــلاف الزّمر الدموية، عندها يجــب إجراء فحص (كومبس) للتّحــرّي عن أضداد مرتبّطة بكريات الــدم الحمراء ما بين الأم ومولودهـا، وفحص الزمــرة الدموية لأنّ تنافر الزمر ما بين الأم

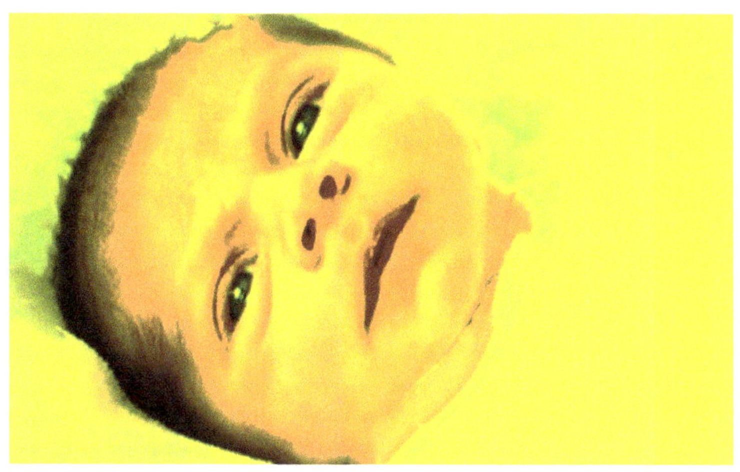

ومولودها يؤدي إلى انحلال الزمر الذي يظهر في الساعات العشر الأولى للولادة، ولا يكون مترافقًا مع تغيّر لون البراز الذي يبقى طبيعيًا، وهذا مؤشّر مهمّ ومساعد في التشخيص الذي يجب أن يكون سريريًا ومخبريًا في الوقت نفسه، وتشخيصها يكون سهل جدًا، ومن البديهي أن يقوم الأطباء بفحص المولود بدقة وبشكل دوريّ قبل خروج الطفل من المستشفى، للتحرّي عن إصابتهم باليرقان، حيث تكون في أغلب الأحيان واضحة من خلال تغيّر لــون البياض في عينيّ المولود، وميله أو اصطباغه بشــكل كلّيّ باللــون الأصفر، كذلك الأمر بالنسبة للجلــد ولا بدّ من قياس مستوى البيليروبين قبل تخرجه من المشفى، فإذا تمَّ التشخيص عندهــا يتــمُّ التركيز لمعرفة ما إذا كان اليرقان فيزيولوجيا أو غير فيزيولوجي، لتحديد السبب والتّحرّي عن وجود أي اضطراب

خطير وخاصة إذا ما استمر اليرقان إلى ما بعد الأسبوع الثالث. وهناك عامل مهم يجب عدم إغفاله، وهو حالة الأم قبل وخلال الحمل، وهل تعاني من أيّ أمراض أو تعاني من السكري؟ كذلك مهم معرفة الأدوية التي تأخذها ما قبل وخلال الحمل، والتّحرّي عن زمرة دمها وزمرة دم الوالد كذلك.

لا بدَّ من الإشارة، إلى أنّه إذا كان اليرقان مرئيًا في أسفل الجسم، هو مؤشّر مهم على ارتفاع نسبة البيليروبين عند الوليد، كذلك يجب البحث عن أيّ عدوى أو اضطراب في الغدّة الدرقية أو النخامية.

خلاصة القول بالنسبة لليرقانات، هناك اليرقان الفزيولوجي الذي يشفى تلقائيًا خلال أسبوعين إلى ثلاثة، واليرقان المرضي كما ذكرنا له أسباب متعدّدة لكنّها قابلة للعلاج الضوئي ضمن وحدات علاج ضوئي، بعد تجريد الطفل من ملابسه وتعريضه أكبر قدر ممكن للضوء الأزرق، ثم يقلب الطفل وذلك لفترات متفاوتة قد تتخطى الأسبوعين، أو العلاج الدوائي إذا لزم الأمر، وتختلف درجة القلق في هذه الفترة حسب نسبة البيليروبين، وطبعًا سبب الإرتفاع. إذا حدث الارتفاع في المنزل من خلال ملاحظة الأهل تغيّر لون بياض العين وميله إلى الصفرة، كذلك الأمر بالنسبة للجلد أو تغيّر لون البراز والبول، كذلك ملاحظة

الخمــول عند الطفل، وكل هــذه تعتبر أعراض تحذيرية؛ عندها يجب على الأهل عدم الانتظار والاتصال فورًا بالطبيب لكسب الوقت، وقد فصلنا هنا قليلًا في اليرقانات المرضية، كاليرقانات الانحلاليــة بتنافر الزمر، واليرقانات الاســتقلابية أو الناتجة عن اضطرابــات الغدد، لكن هناك حالتين يصعب التفريق بينهما في موضــوع اليرقان عنــد المولود الجديد، وهما التهاب الكبد عند المولود، واليرقانات الانســدادية داخل وخـارج الكبد وغياب لمعــة الطرق الصفراوية خارج الكبد، لأنَّ هاتين الحالتين تبدآن بنفــس الوقت وبنفس الأعراض تقريبًا، حيث أنّ البراز لا يتلوَّن علــى خلاف حالة اليرقان الفيزيولوجي ويترافق مع ضخامة كبد وطحال، وبعض الحالات منها تتحسّــن وقتيًا بالســتيروئيدات، لكنّ النهاية شبه محتومة الجراحة لأنَّها تؤدي إلى تشمّع الكبد، ومــن ثم زرع كبد، وعند اللجوء إلى الفحوص المخبرية وحتى عند إجراء الخزعة الكبدية من الصعب التفريق ما بينهما، وسنذكر هنا مع القليل من التفصيل موضوع غياب لمعة الطرق الصفراوية وإمكانيّة معالجتها جراحيًا.

غياب لمعة الطرق الصفراوية تعني غياب الأقنية الصفراوية، وعدم ســلوكها الطريق الطبيعي إلى خارج الكبد. وتُشــاهَد هذه الحالــة الواحدة مــن كل ثلاثين ألف ولادة، وتكون عند الإناث أكثــر منها عند الذكور. ولا بدَّ أن نشــير هنا إلى أنّ تلك الحالة

تُصادَف في اليابان أكثر من أيّ بلد أخر.

تقسم هذه الحالة بشكل عام إلى قسمين: الأول قابل للإصلاح حيث تكون الطرق الصفراوية سالكة في جزء منها ومغلقة في جزء آخر، والحالة الثانية تكون الطرق الصفراوية غائبة كليًّا، وهي حالة غير قابلة للإصلاح. الحالات القابلة للإصلاح لا تتجاوز الثلاثة إلى الخمسة بالمئة من مجموع حالات غياب الطرق الصفراوية، وأحيانًا إذا ما كانت الحالة جزء من مرض مُترقٍّ في الطرق الصفراوية، فإنّ التّحسّن بعد العمل الجراحي يكون وقتيًا، وفي هذه الحالة تحديدًا فإنّ غياب الطرق الصفراوية، لا يكون ناجمًا عن خطإٍ خلال التّكوّن في مرحلة تؤذيها وغياب لمعتها بالكامـل. ويعزى ذلك إلى حالة التهابيّة حصلت أثناء الحياة الجنينيّة بإحدى الفيروسات ما أدّى إلى تفاقم الحالة.

المُعالجة: إذا وُجدت بقايا أو جذور للأقنية الصفراوية ولو داخل الكبد منها؛ أُجريَت مفاغرة مع الصائم عن طريق روواي. لكـن في حالة غياب الأقنية الصفراوية الخارجية غيابًا تامًّا؛ قام جرّاحو الأطفال اليابانيّون بإستقصاء سرّة الكبد تفتيشًا عن جذور الأقنية الصفراوية، فإذا وُجدت أُجريت المفاغرة كما في السابق، وإذا لم توجد فإنّ الحفر عميقًا في سرَّة الكبد يُشكّل ناسورًا صفراويًّـا، ففاغروا فوّهة تلــك الحفرة بالصائم، على أن يُجرى

العمل الجراحي قبل الشهر الرابع من العمر. وكانت النتائج جيدة في البداية، لكنّ عوامل التّليُّف والالتهاب حالت دون تحسُّن الطفل، وعاد إلى حالته السابقة بالإضافة إلى إفلاس الكبد، وآخر ما يُلجأ إليه هو زرع الكبد.

وهناك حالة أخرى لا بدَّ من الإشارة إليها ألا وهي: كيسة القناة الجامعة، حيث يحدث خلال الحياة الجنينيّة توسُّع في القناة الجامعة مُحدِثًا رتج، حيث يزداد حجمًا وتوسُّعًا ليصبح على شكل كيسة، تبدأ عند مصبّ القناة المراريّة وتنتهي عند مصبّها في الاثني عشريّ، وأحيانًا تكون على شكل تضيّق في القناة الجامعة، وأحيانًا يمكن للتوسُّع أن يُصيب قسم من المجاري الصفراوية داخل الكبد، وأحيانًا قد تكون القناة الجامعة مسدودة انسدادًا تامًا، ويمكن أن ترافق الكيسة إصابة كبديّة، يصل أحيانًا حجم الكيسة إلى حجم البيضة الكبيرة، وتُشاهَد أيضًا عند الإناث أكثر منها عند الذكور. ويُعزى سبب تكوّن تلك الكيسة إلى التكاثر غير المتساوي للخلايا الابتليالية، وذلك أثناء تكوّن الأقنية الصفراوية، حيث يؤدّي إلى ضعف إحدى نقاط الجدار للأقنية المتكوّنة، ولا تكون الكيسة مترافقة مع أيّ عارض بعد الولادة كاليرقان.

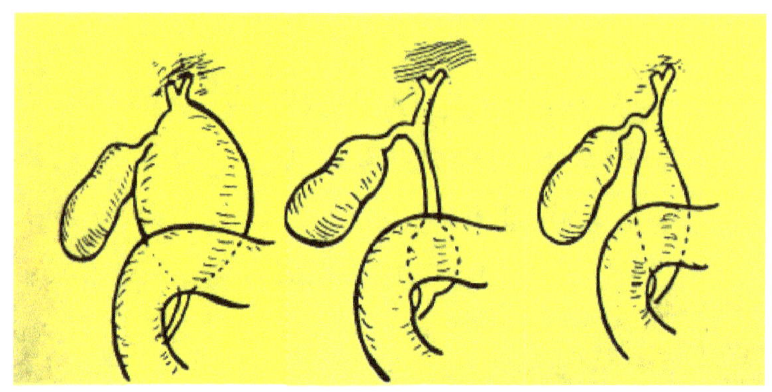

بعض أشكال الكيسة

وفي الحالات المثاليّة تظهر الأعراض حوالى سنّ الخامسة من العمر وقبل العاشرة، وتكون الأعراض حالة حرارة لا تستجيب للمعالجة، وتشبه الحمى التّيفيّة، تترافق بألم تحت الحافّة الضّلعيّة والمراق الأيمن، مع وجود كتلة قد تكون مجسوسة، والتصوير بالسنوغرام يظهر الكتلة وحجمها، كذلك يمكن إظهار التشخيص عن طريق حقن مادة ظليلة بالكبد. المعالجة طبعًا جراحية عن طريق إجراء مفاغرة بين الصائم والكيسة، وأحيانًا ما بين الاثني عشريّ والكيسة الجامعة بالذات. وللتأكّد من أنّ الجراحة قد أتت ثمارها، يُفضَّل إجراء صورة ضليلة بعد حقن المادة الظّليلة من خلال الكيسة وذلك لدراسة وضع الأقنية الصفراوية.

الإقياءات في الشهر الأول بعد الولادة

إنّ القيء من أكثر الأعراض مصادفة عند الأطفال، وبشكل خاص في الشهر الأول أكثر من أيّ عمر، وربّما يعود أحيانًا لنوعيّة الحليب المُعطى في هذه الفترة، أو للوضعيّة التي تلعب دورًا مهمًّا، أو لأمراض أو تشوّهات ولاديّة قد تكون مرافقة. لذلك هي من أكثر الأمور التي تشغل بـال الأهل وتزيد من توتّرهم، وخاصّة إذا كان الطفل هو المولود الأول عند العائلة، حيث تكون خبرة الوالدين في هذا المجال محدودة جدًّا، وكذلك وجود عامل الخوف على الطفل وعدم معرفة تدبير هذا الأمر بشكل سليم. لذلك سأحاول بالدرجة الأولى تعريف **ما هو الإقياء:** هو إخراج أو قـذف المواد الغذائيّة عند الرضيع من الفم بطريقة لا إراديّة. ومن ثمَّ إعطاء فكرة أوّليّة للأهل عن أنواع الإقياءات عند الأطفال في هذه الفترة العمرية. أوّلًا وقبل كل شـيء يجب تمييز الإقياء عـن اللّعاب أو البصق الذي يخـرج من فم الرضيع وأحيانًا من أنفه، على شكل إقياءات بسيطة خلال الرّضاعة أو بعد التّجشّؤ،

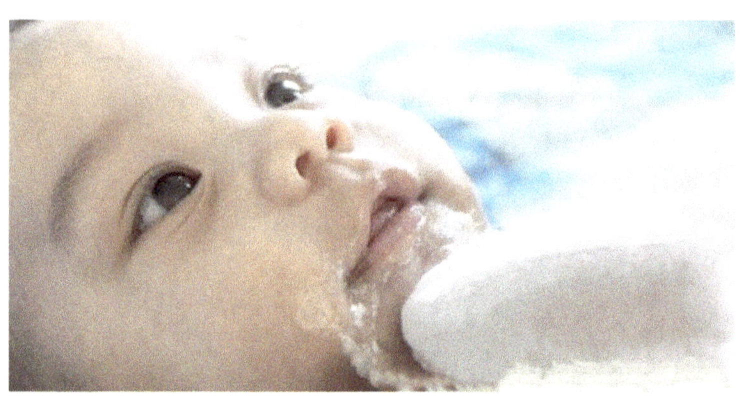

حيث يحدث هذا الأمر نتيجة لابتلاع الهواء، أو بعد الإفراط في الكمّيّة المُتناولة من قِبَل الرضيع، وهي كمّيّة غير ملائمة لحجم معدته، وفي الوقت نفسـه يكون هنـاك ضعف في العضلة التي تعمل كصمّام ما بين المعدة والمريء، ما يسهّل ارتخاءها وعبور كمّيّات من المحتوى المعدي إلى الفم.

وأغلـب ما ذكرنا يُعتبر نوع من الإقياءات الوظيفية الذي لا يحتاج إلى أيّ نوع من العلاجات، حيث تختفي من تلقاء نفسها عندما يبلغ الطفل السنة الأولى. ونلاحظ خلال هذه الفترة يكون نموّ الطفل نموًّا طبيعيًّا من جميع النواحي، وخاصة في الإقياءات الإعتياديـة عند رضيع تكون تغذيتـه محكمة وغير مصاب بأيّ عـرض آخر، وهذا قد بنتج عن أخطـاء تغذوية من قِبَل الأهل. فـإذا ما قمنـا بتكثيف الوجبات تتوقف هـذه الإقياءات، لذلك

مــن المفضَّل تثقيف الأهـــل من هذه الناحية، لكي يصبح لديهم الخبرة للتمييز ما بين الإقياء الحقيقي، وما بين تلك الأمور التي قد تحدث عند مولودهم الجديد.

يوصف الإقياء ويُعامل بشكل جدّيّ من قِبَل الطبيب بالدرجة الأولـــى، ومن ثم الأهل، لأنّه قد يـــؤدّي إلى حالة الجفاف، أي نقص حاد في ســوائل الجســم عند المولود، ويتظاهر بصعوبة أخـــذ الرضعة والتململ الشـــديد مع انحناء فـي اليافوخ داخل عظـــام الجمجمـــة، والحرارة. أمّا إذا كان الإقيـــاء: صفراويًا أي لونه أصفر، أو كان نافوريًا عند التّقيّؤ، أو إذا كان مستمرًا ومعنّدًا ومتشـــابكًا مع دم أحمر قاني، أو بلون طحل القهوة، وكذلك إذا مـــا ترافق مع نقص في الوزن: هنـــاك قاعدة عامّة يتّبعها جرّاحو الأطفال وأطبّاء الأطفال، أنّه: حيث يعتبر كل إقياء صفراوي أي لونه أصفر، في الشـــهر الأول من العمر علامة دالّة على انســداد الأمعاء إلى أن يثبت عكس ذلك. وتكون أعراض انسداد الأمعاء بالإضافة إلـــى القيء الصفراوي: تطبل البطن وعدم التبرّز. وإذا كان عمـــره بالأيام، يجب الأخذ بعين الاعتبار عدم إمرار العقي. والعقـــي هو البراز الأول للطفل بعد الولادة، ويكون لونه أخضر زفتيًا. بدأنا بتوصيف الإقياءات الجراحية، ولكن بشكل عام فإن أغلـــب أسباب القيء عند المولود الحديـــث، هي غير جراحية وتكون أسبابها غير الجراحية ناتجة عن أخطاء في التغذية وهي

بسيطة، أو عن عدد من الأمراض الإنتانية، كالالتهابات الدموية، والتهاب السحايا، والتهابات اللوزات، والمعدة والأمعاء التي تكون مترافقة بأعراض كثيرة ومختلفة، كالاسهالات والحرارة المرتفعة أو المنخفضة والشحوب وغيرها من الأعراض التي لن نتطرّق إليها لأنّها غير جراحية ولكن لا بُدَّ من الإشارة إلى القيء الذي هو على شكل قلس معدي مريئي أو الذي يعتبر فيزيولوجيا ويعالج بوضعية الطفل أي وضعه خلال النوم بوضعية خمسة وأربعون درجة ارتفاع، فنلاحظ أن الإقياء تحسّن بشكل جذريّ واختفى تمامًا خلال الثلاثة إلى ستة أشهر من العمر، وطبعًا هذا النوع من الإقياءات غير مترافق مع أيّ عرض آخر.

لنعود إلى ذكر أسباب القيء الجراحية، فمثلًا إنّ انسداد المعدة واضطراب معصرتها، قد يكون ناتجا عن غياب لمعة المريء، أو انسداده بحجاب، أو بسبب تضيّق البوّاب الضخامي الذي يترافق مع إقياءات نافورية، أو انسداد بالعقي كما ذكرنا سابقًا، كذلك في حالات انفتال الأمعاء أو الفتوق الحجابية، أو اختناق الفتوق الأربيّة، أو يكون انسداد حركي عصبي، كما هو في داء (هيرشسبرنغ)، حيث يكون هناك جزء من الأمعاء خالٍ من الضفيرة العصبية، وحالة انغلاف الأمعاء أو كما يُقال بالعاميّة: عقدة المصران. لذلك هناك حالات ظاهريًا تبدو سهلة التشخيص، ولكن عمليًا قد تطرأ على الحالة الواحدة عدد من

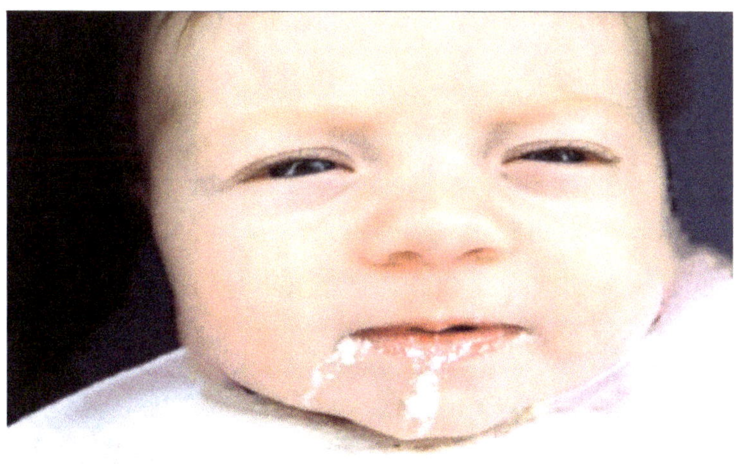

الأعـراض المختلفة، فتظهر بصورة مُغايرة ويُصبح تشـخيصها مختلف.

سـأفصِّل قليلًا اضطراب إمرار العقي، حيث يتظاهر أحيانًا بعدم إمرار العقي بشكل مُطلق وأحيانًا بشكل جزئي أو غير طبيعيّ، أي لونه مُغاير للون العقي ورائحته قوية وأحيانًا كريهة، ولا بُدَّ من الإشارة إلى أنَّ تأخُّر خروج العقي أكثر من أربع وعشرين ساعة، طبعًا مترافقًا مع القيء وتطبّل البطن، هو من الإشارات المهمّة للانسـداد المعوي. التشـخيص الباكر للأمراض المرافقة يرتبط بشـكل جذري مع الفحص السـريري الدقيق للضيف الجديد، بما في ذلك الاستفسـار عن نوع الولادة والمشاكل المترافقة إن وُجِدت، ووزن الولادة، وإذا ما كان هناك أعراض مرافقة للقيء كالمغص، أو الحرارة، أو السعال، أو الإسهال، أو الاختلاجات،

أم أنّ القـيء عرض مسـتقلّ تقتصر كل الشـكوى عليه. لذلك فإنّ كشف وتشــخيص الأمراض الانتانية أو التشوهات الخلقية الولادية، تبدأ في غرفة الولادة وتنتهي بين يد الطبيب المختص، مـرورًا بالأهل وملاحظاتهم، ومدى الوعــي الصحي الموجود لديهم، لذلك فإنّ تشــخيص التشوهات الولادية يتطلّب التعاون ما بين جرّاح الأطفال، وطبيب الأطفال، وطبيب الأشعّة، وطبعاً الأهل. هناك تشــوّهات ولادية مترافقة مع إقياءات أحيانًا تتأخّر أيّامًا، وأحيانًا أسابيع لعلاجها، لذلك ننصح دومًا بعدم اتّباع علاج الأعراض فقط. بما معناه أنّ طفلًا يعاني من إقياءات يُعطى دواء لمعالجة الاقياءات دون الالتفات إلى السـبب، بل يجب إيجاد السـبب والإتّجاه لعلاجه مباشرة، لكن أحيانًا ضغط الأهل على الطبيب المعالج يؤدّي إلى ذلك. وبناءً عليه لا بُدَّ من التنبيه إلى ضرورة فحص الطفل فحصًا شـاملًا دقيقًا، وذلك في كل حالة قيء مستجدّة عند الطفل، والتفكير فــي آفات البطن الجراحية والعصبية، والمرضية بشكل خاص، لأنّنا نعلم أنّ كل دقيقة مهمّة، ودائمًا التشــخيص المتأخّر في هذه الحالات سيكون له عواقب وخيمة، لذلك يجب العمل على إجراء دراسة متكاملة للطفل قبل الوصول إلى أي تشــخيص نهائي، أو استطباب جراحي. كأخذ قصة مرضية تامّة للمريض، تبدأ بفحص الطفل فحصًا كاملًا، وأن نأخذ من الأهل قصة مرضية تامة عن كل ما يتعلق بالمولود، من فترة الحمل وفترة الولادة حتى لحظة وجوده عند الطبيب، وعلينا

أن لا ننسى فحص أعضائه التناسلية والشرج، مع صورة شعاعية، وفحص دم مخبري، وكل الفحوصات المتمّمة الضرورية.

وهنــا لا بدَّ من ذكر بعــض النصائح للتعامل مع الإقياءات العادية عند الرضيع:

– بعـد كل رضعـة يجب وضـع الطفـل بوضعية نصف الجلوس، أي بزاوية 45 درجة حتى يتجشأ، ومن ثم على جنبه الأيسر حوالى ربع ساعة، ومن ثم على جنبه الأيمن مع تجنب ملاعبته خلال هذه الفترة.

– عدم ترك الطفل يجوع كثيرًا حتى لا يأخذ كمية أكثر من حاجته، أي تقديم الوجبة له عند الشـعور أنّه بحاجة لها، وليـس ضمن برنامج يحدّده الأهـل، بل الطفل هو من يحدّد البرنامج.

– طريقة الإرضاع يجب أن تكون ببطء في فترة لا تقلّ عن الربع ساعة، وإذا كان الإرضاع اصطناعيًا؛ يجب أن تكون ثقوب الحلمة المسـتعملة معتدلـة، وبمعنى آخر يجب أن تُعطى الوجبة ببطء، وإعطاء الطفل الوقت المناسـب لإتمام رضعته.

– الأخذ بعين الإعتبار أنّه في الإرضاع الطبيعي، يبذل الطفل جهدًا أكبر لأخذ وجبته من الإرضاع الاصطناعي، وطبعًا

دائمًا يُفضَّل الإرضاع الوالديّ، ويجب على الأم أن تعطي ثديها لطفلها بطريقة جيّدة، تسمح له بأخذ الحليب دون ابتلاع هواء.

- بعد كل وجبة يجب وضع الطفل على الكتف والتربيت على ظهره بلطف حتى يتجشّأ، وبذلك نمنع الهواء المبتلع من قبل الطفل من التجمع في معدة الرضيع قبل وبعد الرضعة...

- عدم ضغط وشد الحفاظ كثيرًا حول خصر الطفل عند البطن، لتلافي الضغط داخلها.

عندما يتعرّض الطفل للإقياءات من دون أعراض، عدم إعطاء السوائل مباشرة بعد التّقيّؤ، بل يجب انتظار فترة حوالى الساعة قبل إعطائه الحليب أو المصل السكري، ومن ثم البدء بإعطائه واحد سم من السائل، وانتظار حوالى الربع ساعة، إذا لم يحدث الإقياء يجب مضاعفة الكمّية وانتظار ربع ساعة، وهكذا حتى الوصول إلى كمّية السوائل المطلوب ضبطها.

فوائد الإرضاع الطبيعي

لِمــا للإرضاع الطبيعــي من أهمّية قصوى في حياة المولود الجديد، رأيت أنّه من الواجب الإنارة عليه قليلًا، ومحاولة تبسيطه للأم تحديدًا، وإظهار فوائده الجمّة على المولود وعلى الأم، من جميع النواحي النفسية، والعاطفية، والمعنوية، وحتى الاقتصادية، ولكن بشــكل عام، وخاصّة إذا كان هذا المولود الأول، ستكون الأم مشــغولة البال من ناحية عدد الرضعــات اللازمة في اليوم والفترة الزّمنيّة لكل رضعة، وهل ســتكون الرضعات كافية لنموّ الطفل؟ ولكن لكي تكون الأم مطمئنّة، أوّلًا وقبل كل شيء يجب إرضاع الطفل على مدار الساعة كلّما احتاج لذلك، ويمكن البدء بالإرضاع بعد حوالى الساعة من الولادة أو أكثر بقليل، وبشكل عام يحتاج الطفل لحوالى 12 رضعة باليوم، وفترة الرضعة تختلف مــن طفل لآخر، وتتراوح بين 15-30 دقيقة. علينا الآن أن نذكر بصورة موجزة وسريعة:

ماهــو **الإرضاع الطبيعـي**: يقصد به طبعًا الإرضاع من ثدي الأم، لكن هناك أيضًا نوع ثانٍ من الإرضاع ويُسمّى (الإرضاع المؤتجـر)، أي يُقـدّم من مرضع ليس الأم، وقد ندر وجوده في عصرنــا هــذا، وهناك نوع ثالث وهو (الإرضاع الاصطناعي)،

أي إعطـاء الطفل الحليب الاصطناعي عـن طريق الزجاجات، وسـنحاول هنا ذكر الفرق ما بيــن الإرضاع الطبيعي والإرضاع الاصطناعي:

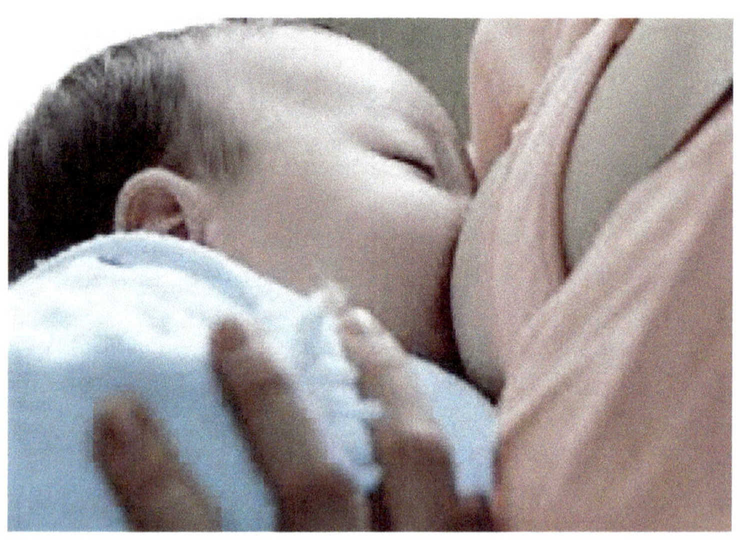

الإرضاع الطبيعي: خلق حليب المرأة بتركيبة خاصّة حسب حاجة ومتطلبات جسـم الرضيع، لذلك هو أكثر فائدة وملاءمة للرضيــع من أي حليــب آخر مهما أجريت عليــه من إضافات وتعديلات، لذلك هو وسيلة رائعة لتغذية المولود الجديد بحليب الأم، وفي الوقت نفسه تحضير جسمه لتقبّل الطعام الصلب في مراحل لاحقة، لذلك تختلف تغذية الطفل حسب مراحل عمره، ففي الأشـهر الستة الأولى يقتصر الغذاء على حليب الأم تقريبًا،

يضاف إليه ابتداءً من الشهر الرابع الخضار والفواكه والنشويات، وعلينا أن لا ننسى أنَّ ذلك الحليب الذي يحتوي على عناصر غذائية تؤمّن التغذية التامّة للطفل؛ فهو مزيج من الفيتامينات والبروتينات والدهون، بالإضافة للأجسام المناعية الضّدّيّة التي تنتقل إلى الطفل عن طريق ذلك الحليب، الذي عجزت مختبرات العالم عن تصنيع شبيه له مئة بالمئة، بالرغم من التطور البحثي والعلمي على جميع الأصعدة. إنَّ تركيبة حليب الأم تتناسب مع حاجة ومتطلّبات الطفل وتحمّل جسمه وأجهزته المختلفة، لذلك يعتبر حليب الأم هو الأفضل والأقل ضررًا، والأكثر ملاءمة من جميع أنواع الحليب التركيبي والاصطناعي المختلفة، مهما تم من إجراء تعديلات أو إضافات عليه، وذلك لعدّة أسباب:

- أنّه سهل الهضم، ويتم هضمه في معدة الرضيع في مدة لا تتجاوز الساعة والنصف، أي تفرغ المعدة كاملًا خلال هذه الفترة، بينما باقي أنواع الحليب الاصطناعي لا يتم هضمه قبل مرور ثلاثة ساعات.

- إنَّ الطفل يأخذ الحليب مباشرة من الحلمة دون أن يتعرض لأيّ تلوّث جرثومي قد يحدث بسهولة في حالة الإرضاع الاصطناعي، وبالتّالي يُجنّب الطفل الإصابة بالإسهال وبعض الالتهابات الجرثومية الأخرى.

- إن الطفــل يتناول جميع رضعاتــه بنفس درجة الحرارة، حيث يصعب توافر هذا الشرط في الإرضاع الاصطناعي.

- يساعد على تمرير البراز الأول بسهولة وكذلك على منع اليرقان وتنظيم إفراز البيليروبين.

- وهناك دراســات تشــير إلى أنّ الإرضــاع الطّبيعيّ، يقي الطفل من حدوث متلازمة الموت المفاجيء.

- وإنّ نســبة الوفيات في الإرضاع الاصطناعي تفوق ٣-٤ مرّات عند الإرضاع الطّبيعيّ.

- إنّ بعض مواد المناعة الموجودة عند الأم تمرّ إلى الرضيع عــن طريق الحليب، وتنقل عناصــر مناعيّة خاصّة مهمّة جدًّا، فهي عناصر المناعة الخلويّة كالغلوبولين المناعي، وهي مناعة خاصّة بهذه الأشــهر وليســت دائمة. ولا بُدَّ من الإشــارة إلى أنّ الرضعات الأولى تكون مكثّفة جدًّا، وتشبه اللقاح الأول من حيث الأجسام المناعية بالدرجة الأولــى، وباقي مصادر التغذيــة التّامّة الموجودة. لذلك يجــب أن نحرص على تغذية الطفل عن طريق الإرضاع الطبيعــي منــذ الولادة، ولفترة يجب أن لا تقلّ عن أربعة أشــهر، لأنّه بالإضافة لذلك، يحمي من الإنتانات بشكل

عام، ومن بعض الأمراض المناعية التي تمرَّر من الأم كما ذكرنا، لكن هذه الحماية ليست دائمة.

– تساعد الرضاعة الطبيعية أيضًا على تطوير نموّ الدماغ والفك بشكل سليم، ولا بُدَّ من الإشارة إلى دراسات تشير إلى أنّ نسبة الذكاء عند الرُّضّع، تكون أعلى منها عند الأطفال غير الرُّضّع.

– الرضاعة الطبيعية تساعد الرحم إلى العودة لأخذ حجمه الطبيعي الذي ينمو خلال الحمل بشكل كبير، وذلك عن طريق زيادة تحفيز إفراز هرمون الأوكسيتوسين، الذي يتم إفرازه خلال الحمل وتزيد نسبته خلال فترة الإرضاع الطبيعي، ما يُحفّز بالتالي تقلّصات الرحم ويُقلّل النّزيف.

– الإرضاع الطبيعي يعطي جسم الأم الوقت الكافي لاستعادة الوضع كما كان قبل الحمل، حيث يؤخّر ظهور الدورة الشهرية ما بين 3–6 أشهر.

– إنقاص وزن الأم دون عناء، على الرغم من أنّ الأم تزداد شهيّتها والطلب على السعرات الحراريّة بحوالى 500 سعرة باليوم، لكن بدءًا من الشهر 4–6 تبدأ الأم بفقدان الوزن المتراكم خلال فترة الحمل.

– الإرضاع الطبيعي يقلّل لدى الأم من خطر الإصابة

بسرطانات الثدي، والمبيض، بالإضافة لأمراض القلب، والسكري، كذلك يقوّي الرابطة الروحية ما بين الأم ووليدها، وهو نوع من الضمان للأم أنّها وحدها من تستطيع الاعتناء بالطفل من جميع النواحي، لكن يحب عدم تحميل الأم العبء؛ ففي حالات الإجهاد أو الإنهاك الشديد للأم، يمكن لها التّوقّف عن الإرضاع، ولكن يُفضّل مساعدة حليب الأم بحليب آخر، فتكون بذلك لم تحرم طفلها غذاءه الغريزي وحنانها.

ولا بُدَّ من ذكر بعض الفوارق التّركيبيّة ما بين الإرضاع الطّبيعيّ والاصطناعي؛ ففي الحليب الطبيعي تكون نسبة البروتين في كل مئة سم 1.5 بينما في الاصطناعي 3.5، أمّا الحموضة الدسمة غير المشبعة فتكون في الطبيعي حوالى 8٪ بينما في الاصطناعي 2٪، أمّا بالنسبة للمواد السكرية تكون حوالى 8٪ بينما في الاصطناعي حوالى 4.5٪، أمّا الألبومين في الطبيعي حوالى 1.5٪ بينما في الاصطناعي لا يتجاوز 0.5٪، أمّا من ناحية الأملاح المعدنيّة -أي الكالسيوم والفوسفور- فهي أعلى في الحليب الطبيعي، وكذلك فإنّ الطبيعي غنيّ بمادة التورين التي تلعب دورًا أساسيًّا في نموّ وتطوّر الدماغ.

ولا بُدَّ من توجيه النّصح للأم للعناية بالثديَين خلال الإرضاع عناية خاصة، حيث تمسح الحلمة قبل الرضعة بقطعة من القطن

المبلّل بالماء المغلي، ولا يجوز استعمال الكحول وغيرها؛ لأنّها قد تسبّب تشقّق الحلمة. أمّا في حال حدوث التّشقّق؛ تقصر مدّة الرضاعة، ويجب استعمال الحلمات الإضافيّة، وطبعًا علاج الأم من هذه التّشقّقات إذا ما لزم الأمر، وتُعيد الطّريقة ذاتها بعد انتهاء الرّضعـــة، ثم تغطّي الثدي بقطعة قماش نظيفة وناعمة، ثم يثبّت بواسطة حمّالة الصدر. كذلك على الأم أن تشرب الماء والسوائل بشكل وافر خلال هذه الفترة.

الإمساك

يحدث الإمساك عندما يكون براز الطفل قاسيًا جدًّا، وتكون حركة أمعائه أقلّ من المعتاد، وهي مشكلة شائعة جدًّا عند الأطفال، وتشمل العلامات التي تشير إلى إصابة الطفل بالإمساك، إلى وجود حركات أمعاء أقلّ من المعتاد وغالبًا ما يتم تعريف الإمساك على أنّه أقلّ من ثلاث حركات أمعاء في الأسبوع، وذلك لمدّة تفوق الشهر، وقد يكون عدد حركات الأمعاء مختلفًا لكل طفل. لكــنّ التغيير في ما هو طبيعي بالنسبة لطفلك، قد يعني وجود مشكلة تبدأ عندما نلاحظ أن الطفل يخرج برازًا صلبًا وكبيرًا في بعــض الأحيان، مع وجود حركات أمعاء، بالإضافة إلى صعوبة في إخراج البراز وتكون مؤلمة، وخاصة عندما يصبح البراز صلبًا وجافًّا؛ نتيجة امتصاص الأمعاء الغليظة -أي القولون- الكثير من الماء عادة أثناء تحرّك الطعام عبر القولون. يمتصّ القولون الماء أثنـاء إنتاج البراز، وحركة العضلات الحيويّة (التقلّصات) تدفع البراز نحو المسـتقيم. عندما يصل البراز إلى المسـتقيم، يكون قـد تم امتصاص معظم المـاء. أصبح البراز الآن صلبًا وجامدًا؛ وهـــذا ما قد يؤدّي إلى حدوث بعض التّشـقّقات والجروح في مخاطيّة الشرج؛ وهذا بدوره يؤدّي إلى تشنّج المعصرة الشرجية

عند الطفل؛ ما يؤدّي إلى ألم شديد عند التّغوّط؛ وهذا ما يدفع الطفل إلى عدم المحاولة نتيجة الخوف من الألم، ما يزيد من الطين بلة.

إذا كان طفلك يعاني من الإمساك، فإنّ حركات عضلات القولون تكون بطيئة للغاية؛ وهذا يجعل البراز يتحرّك عبر القولون ببطء شديد. يمتصّ القولون الكثير من الماء؛ فيصبح البراز قاسيًا وجافًا للغاية.

بمجرّد إصابة الطفل بالإمساك، يمكن أن تتفاقم المشكلة بسرعة. قد يكون إخراج البراز الصلب والجاف مؤلمًا؛ لذلك قد يتوقّف الطفل عن استخدام المرحاض لأنّه يؤلمه. مع مرور الوقت، لن يتمكّن القولون من الشعور بوجود البراز.

هناك العديد من الأسباب التي قد تؤدّي إلى إصابة الطفل بالإمساك، تشمل بعض الأسباب الشائعة المتعلّقة بالنظام الغذائي أوّلًا، وبعض الأسباب العضويّة ثانيًا. أمّا من ناحية نمط الحياة، والنظام الغذائي السّيّء اللّذَيْن يقودان إلى الإمساك يكونان من خلال:

- الإكثار من تناول الأطعمة التي تحتوي على نسبة عالية من الدهون وقليلة من الألياف، وتشمل هذه الأطعمة: الأطعمة السريعة، والمشروبات الغازيّة.

- عدم شرب كميّة كافية من الماء والسوائل الأخرى.

- وجود تغيير في النظام الغذائي. ويشمل ذلك عندما يتحوّل الأطفال من حليب الأم إلى الحليب الصناعي، أو عندما يبدأ في تناول الأطعمة الصّلبة.

- عدم ممارسة الرياضة والنشاطات الحيويّة التي تتناسب مع عمر الطفل، وترك الأطفال يشاهدون التّلفاز كثيرًا، ويلعبون ألعاب الفيديو، دون ممارسة التمارين الرّياضيّة بشكل كافٍ. تساعد التمارين الرّياضيّة على تحريك الطعام المهضوم عبر الأمعاء، كذلك الأمور العاطفيّة والنّفسيّة تلعب دورًا مهمًّا كعدم الرّغبة عند الطفل في استخدام المراحيض العامة، وخاصة في المدارس، حيث يحبس الأطفال حركات الأمعاء؛ ما يؤدّي إلى الإمساك، كذلك خلال تدريب الأطفال الصغار على استخدام المرحاض، وهو من الأوقات الصعبة للكثير منهم.

كذلك خلال وجود صراعات على السلطة مع الوالدَين؛ قد يحتفظ الأطفال الصغار بحركات الأمعاء عن قصد، كذلك عند الشعور بالتّوتّر بسبب المدرسة، أو الأصدقاء، أو العائلة، وأحيانًا الانشغال الشّديد للطفل بالألعاب واللّهو، ونسيان المرحاض؛ ما يقود أحيانًا إلى عدم تنبّه بعض الأطفال إلى الإشارات التي

يرسلها الجسم إليهم؛ ما يقود في النهاية إلى الإمساك.

يمكن أن يكون الإمساك أيضًا مشكلة عند بدء العام الدراسي الجديد. لا يستطيع الأطفال الذهاب إلى المرحاض عندما يشعرون بالحاجة إليه؛ ما يدفعهم إلى تغيير روتين الأمعاء. في حالات نادرة يمكن أن يكون سبب الإمساك مشكلة عضويّة وجسديّة أكبر، يمكن أن تشمل هذه المشكلات الجسديّة العضويّة ما يلي:

مشاكل في الأمعاء أو المستقيم كداء (هيرشبرنغ)، أو عيوب خلقيّة في فتحة الشرج. مشاكل في الجهاز العصبي، مثل الشّلل الدماغي أو التليّف الكيسي. مشاكل الغدد الصّمّاء، مثل قصور الغدّة الدرقيّة، وفي حالات اضطراب الشوارد الاستقلابي. وتتم المعالجة في هذه الحالات بمعالجة العامل المسبّب، وذلك عن طريق التداخل الجراحي إذا كان السبب تشوّهات خلقيّة في الجهاز الهضمي، أو المعالجة الدوائية إذا توجّب الأمر، وأيضًا هناك بعض الأدوية، مثل مكمّلات الحديد، وبعض مضادات الإكتئاب، والمخدّرات مثل الكودايين تكون مسبّبًا للإمساك

ما هي أعراض الإمساك بشكل عام؟

يمكن أن تحدث الأعراض بشكل مختلف قليلًا لدى كل طفل. قد تشمل:

- عدم وجود حركة الأمعاء لعدّة أيام، أو بمعنى آخر وجود فقط حوالى ثلاث حركات معويّة في الأسبوع.

- إخراج براز صلب وجاف، وأحيانًا ملاحظة الدم مع البراز.

- وجود انتفاخ وتطبل في البطن، أو تشنّجات، أو ألم.

- عدم الشعور بالجوع، وعدم الرغبة في التوقّف عن اللّعب.

- ظهور علامات محاولة حبس البراز، مثل ضغط الأسنان، وعقـد السّـاقَيْن، والضغط علـى الأرداف معًا، وتحوّل اللّـون الأحمر في الوجه، والحصر بتجاهل الحاجة إلى المرحاض نتيجة الخوف من الألم.

- وجود علامات مشـحات سـائلة أو ناعمة صغيرة على ملابس الطفل الداخلية؛ هي من علامات تكدّس البراز في المستقيم، كذلك تغيّرات الروتين كالسفر، والجوّ الحار، وحالات الشدة النفسية، كولادة شقيق مثلًا.

- يمكن أن تكون أعراض الإمسـاك مثل الحالات الصّحّيّة الأخرى.

كيف يتم تشخيص الإمساك؟

أوّلًا وقبل كل شيء، يجب أخذ قصة مرضيّة مفصّلة للطفل،

وتاريخه الصّحّيّ، ومن ثم إجراء فحص جسدي لطفلك. اعتمادًا على عمر طفلك، قد تُطرح عليك أسئلة مثل:

- كم كان عمر طفلك عندما خرج لأول مرة؟

- كم مرَّة يتبرَّز طفلك؟

- هل يشكو طفلك من الألم عند التبرّز؟

- هل حاولــت تدريب طفلك على اســتخدام المرحاض مؤخَّرًا؟

- ما هي الأطعمة التي يأكلها طفلك؟

- هل كانت هناك أيّ أحداث مرهقة في حياة طفلك مؤخَّرًا؟

- كم مرَّة يتبرَّز طفلك في سرواله؟

كذلك قد يتم اللَّجوء إلى إجراء بعض الاختبارات المتمّمة، لمعرفة ما إذا كانت هناك أيّ مشكلات، وخاصة في حالة اشتباه الطبيب أنّ ســبب الإمســاك عضوي. قد تشمل هذه الاختبارات ما يلي:

إجراء فحص المســتقيم أو المس الشــرجي، حيث يجري التّحقّــق في هذا الاختبار مــن كمّيّة البراز الموجودة في الأمعاء الغليظة، أو اللَّجوء إلى إجراء الأشــعّة السّــينيّة للبطن، أو إجراء

حقنة الباريوم الشرجية: هذا الفحص يتم أيضًا باستخدام الأشعّة السّينيّة للمستقيم، والأمعاء الغليظة، والجزء السفلي من الأمعاء الدقيقة. سـيتم إعطاء طفلك سائل معدنيّ يُسمّى الباريوم. يقوم الباريوم بتغطية الأعضاء، بحيث يمكن رؤيتها بالأشـعّة السّينيّة. يتم وضع الباريوم في أنبوب وإدخاله في مستقيم طفلك كحقنة شرجية، سوف تُظهر الأشعة السّينيّة للبطن ما إذا كان لدى طفلك أي مناطق ضيّقة (تضيّقات)، أو انسـدادات (عوائق)، أو مشاكل أخرى.

قيـاس الضغط الشـرجي: يتحقّـق هذا الاختبـار من قوّة العضلات الموجودة في فتحة الشرج وردود الفعل العصبية. كما أنّه يتحقّق من قدرة طفلك على الشعور بامتلاء المستقيم (انتفاخ المسـتقيم)، وأنّ هناك حاجة إلى حركة الأمعاء. وينظر في مدى جودة عمل العضلات معًا أثناء حركة الأمعاء.

خزعـة المسـتقيم: يأخذ هـذا الاختبار عيّنة مـن الخلايا الموجودة في المسـتقيم. ويتم فحصها تحت المجهر بحثًا عن أيّ مشاكل.

التنظير السيني: يفحص هـذا الاختبار الجزء الداخلي من الأمعاء الغليظة. يساعد على معرفة أسباب الإسهال، وآلام البطن، والإمساك، والنّموّ غير الطبيعي والنزيف. يتم وضع أنبوب قصير

ومرن ومضاء (المنظار السيني) في أمعاء طفلك عبر المستقيم. يقوم هذا الأنبوب بنفخ الهواء إلى الأمعاء ما يؤدّي إلى انتفاخها؛ هذا يجعل من السهل رؤية الداخل.

دراسة عبور القولون والمستقيم: يوضح هذا الاختبار مدى تحرّك الطعام عبر قولون طفلك. يبتلع الطفل أقراصاً (كبسولات) مملوءة بعلامات صغيرة يمكن رؤيتها بالأشعّة السّينيّة. يتناول الطفل نظامًا غذائيًا غنيًا بالألياف خلال الأيام القليلة القادمة. سيتم إجراء الأشعّة السّينيّة بعد 3 إلى 7 أيام من تناول طفلك للحبوب. سوف تُظهر الأشعّة السّينيّة كيفيّة تحرّك الحبوب عبر القولون.

تنظير القولون: ينظر هذا الاختبار إلى الطول الكامل للأمعاء الغليظة. يمكن أن يساعد في التحقّق من النّموّ غير الطبيعي، والأنسجة الحمراء أو المتورّمة، والقروح (القرحة)، والنزيف. يستخدم الاختبار أنبوبًا طويلًا ومرنًا ومضاءًا (منظار القولون). يتم وضع الأنبوب في مستقيم طفلك حتى القولون. يتيح هذا الأنبوب رؤية بطانة القولون وأخذ عيّنة من الأنسجة (خزعة) لاختبارها. قد يكون المزوّد أيضًا قادرًا على معالجة بعض المشكلات التي تم العثور عليها، كالبوليبات أو وجود رتج ميكل.

الاختبارات المخبرية: يمكن إجراء عدّة اختبارات. وتشمل

هـذه الاختبارات للتحقّق من مشاكل مثل مرض الاضطرابات الهضمية، وعدوى المسـالك البولية، ومشاكل الغدّة الدرقية، ومشاكل التمثيل الغذائي، ومستوى الرصاص في الدم.

كيف يتم علاج الإمساك؟

يعتمـد العلاج على أعراض طفلك وعمره وصحّته العامة. وسوف يعتمد أيضًا على مدى خطورة الحالة.

قد يشمل العلاج في حالات الإمساك أسباب غير عضوية: تغييرات في النظام الغذائي ونمط الحياة، مثل: تغييرات النظام الغذائـي في كثيـر من الأحيان، فإنَّ إجـراء تغييرات في النظام الغذائي لطفلك سيسـاعد في علاج الإمساك. ساعدي طفلك علـى تناول المزيـد من الألياف عن طريـق: إضافة المزيد من الفواكـه والخضـروات وإضافة المزيد من الحبـوب الكاملة والخبـز. تحقّقي من ملصقات التغذيـة الموجودة على عبوات المـواد الغذائية، لمعرفة الأطعمة التي تحتوي على نسـبة عالية مـن الألياف، والجرعة الموصى بها للألياف الغذائية 15 غرام لـكل ألف سـعرة حراريّة، كذلـك خبز القمح الكامل، خبز الجرانولا، فطائر نخالة القمح، فطائر الحبوب الكاملة، الفشـار، رقائق الذرة، وحبوب النخالة، القمح المبشـور، دقيق الشوفان، الجرانـولا، نخالة الشـوفان، 100% نخالة الحبوب، خضروات

البنجر، البروكلي، براعم بروكســل، الملفـوف، الجزر، الذرة، الفاصوليا الخضراء، البازلاء الخضراء، البلوط والقرع، السبانخ، البطاطس بالقشــر، الأفوكادو الفواكه بأنواعها، التفاح بقشـره، التمر، البابايا، المانجو، النكتارين، البرتقال، الكمثرى، الكيوي، الفراولة، عصير التفاح، التوت، التوت الأسود، الزبيب، البرقوق المطبوخ، والتين المجفّف، بدائل اللّحوم، زبدة الفول السوداني، المكسرات، الفاصولياء المطبوخة، البازلاء ذات العين السوداء، فاصولياء الحمص.

تشمل التغييرات الأخرى في النظام الغذائي التي قد تساعد طفلك على شرب المزيد من السوائل وخاصة الماء، والحدّ من الأطعمة السريعة والوجبات السريعة، التي غالبًا ما تحتوي على نسـبة عالية من الدهون. تقديم المزيد من الوجبات والوجبات الخفيفة المتوازنة بدلاً من ذلك، الحدّ من تناول المشروبات التي تحتوي على الكافيين، مثل الصودا والشــاي، الحدّ من الحليب كامل الدسم.

من الجيد أيضًا أن تجعل طفلك يتناول وجبات الطعام وفقًا لجـدول منتظـم. غالبًا ما يؤدّي تناول وجبـة الطعام إلى حركة الأمعـاء خــلال 30 إلى 60 دقيقة. تقديم وجبة الإفطار في وقت مبكر؛ سيمنح هذا طفلك وقتًا للتبرّز في المنزل قبل الذهاب إلى المدرسة. للحصول على مزيد من التمرين، اجعل طفلك يُمارس

المزيد من التمارين الرياضية، يمكن لذلك أن يساعد أيضًا في علاج الإمساك. ممارسة الرياضة تساعد على عملية الهضم، فهي تُساعد على الحركات الطبيعية التي تقوم بها الأمعاء لدفع الطعام إلى الأمام أثناء هضمه. غالبًا ما يعاني الأشخاص الّذين لا يتحرّكون كثيرًا من الإمساك. اطلب من طفلك الخروج واللّعب بدلًا من مشاهدة التّلفاز، أو القيام بأنشطة داخلية أخرى.

عادات الأمعاء الجيّدة

حاول أن تجعل طفلك يعتاد على استخدام المرحاض بشكل منتظم. اجعل طفلك يجلس على المرحاض مرّتين على الأقلّ يوميًا، لمدّة 10 دقائق على الأقلّ. حاول أن تفعل ذلك مباشرة بعد تناول الوجبة. تأكد من جعل هذا وقتًا ممتعًا. لا تغضب من طفلك لأنّه لم يتبرّز، استخدم نظام المكافآت لجعله ممتعًا. أعطِه ملصقات أو مكافآت صغيرة أخرى. أو قُم بعمل ملصقات توضح التّقدّم الذي أحرزه طفلك، أي كافئ الطفل على المجهود وليس على النتائج.

في بعض الحالات قد لا تساعد هذه التغييرات من خلال تشخيص ومعرفة السبب تحديدًا، لذلك قد يتم اللّجوء إلى استخدام أدوية مسهّلة، أو مليّنات البراز، أو حقنة شرجية. يجب استخدام هذه المنتجات فقط إذا أوصى بها طبيبك. لا تستخدمها

دون التحدث مع الطبيب أوَّلًا.

ما هي مضاعفات الإمساك؟

يمكــن أن يؤدّي البراز الصلب إلــى تهيّج، أو تمزّق بطانة الشـرج (الشقوق الشـرجية). وهذا يجعل من المؤلم أن يكون لديــك حركة الأمعاء. قد يتجنّب طفلــك التبرّز لأنّه مؤلم. هذا يمكن أن يجعل الإمساك أسوأ.

هل يمكن الوقاية من الإمساك عند الأطفال؟

يمكن الوقاية من الإمســاك عن طريق معرفة الأوقات التي قد يحدث فيها، وإجراء التغييرات المناسبة.

على ســبيل المثــال، عندما يبدأ الأطفــال بتناول الأطعمة الصلبــة؛ يمكــن أن يؤدّي ذلــك إلى الإمســاك. وذلك لأنّهم ليــس لديهم ما يكفي من الأليــاف في نظامهم الغذائي الجديد. يمكنــك إضافة الألياف إلى النظــام الغذائي لطفلك، عن طريق إعطاء الخضار والفواكه المهروسة. أو جرّب القمح الكامل، أو الحبوب المتعدّدة.

يمكن أن يحدث الإمساك أيضًا أثناء التدريب على استخدام المرحاض. الأطفال الذين لا يحبّون استخدام المرحاض العادي، قد يحتبسون برازهم؛ وهذا يسبّب الإمساك.

يجب أن يحصل جميع الأطفال على الكمّية المناسبة من الألياف والسوائل. تشمل التدابير الوقائية الأخرى التأكد من أنّ طفلك لديه في أيّ وقت يريد:

- الوصــول المنتظم إلــى المرحاض مــع الوقت الكافي لاستخدام المرحاض.

- ممارسة الرياضة البدنية بانتظام.

نفس التغييرات التي يمكن أن تســاعد في علاج الإمساك، قد تساعد أيضًا في منع حدوثه.

التعايش مع الإمساك

يمكن أن يكون الإمساك قصير الأمد (حادًا)، أو طويل الأمد (مزمنًا). قد يعاني الأطفال المصابون بأمراض معويّة من مشاكل الإمساك المزمن. ولكن في معظم الحالات، يكون الإمساك حالة قصيرة الأمد. إذا كان طفلك يعاني من إمساك مزمن، فتعاون مع الطبيب حيث يمكنكم معًا إنشاء خطّة رعاية مناسبة لطفلك.

متى يجب أن أتّصل بالطبيب؟

اتّصل بالطبيب إذا كانت لديك أيّ أســئلة أو مخاوف بشأن عادات أو أنماط الأمعاء لدى طفلك. تحدّث معه إذا كان طفلك

يعاني من الإمساك لأكثر من أسبوعين، أو إذا كان هناك دم في البراز، أو انتفاخ البطن الشديد، أو في حالة بروز جزء من الأمعاء من فتحة الشرج، عدم القدرة على القيام بالأنشطة الطبيعية بسبب الإمساك، لا يمكن إخراج البراز بالدفع العادي، خروج براز سائل أو ليّن من فتحة الشرج، لأنّها تكون علامة على تكدّس البراز في المستقيم، وجود تمزّقات صغيرة ومؤلمة في الجلد حول فتحة الشرج (شقوق شرجية)، وجود أوردة حمراء منتفخة (البواسير) في المستقيم، يعاني من ألم في البطن، أو حمى، أو قيء.

النقاط الرئيسية حول الإمساك

يحدث الإمساك عندما يكون براز الطفل قاسيًا جدًا، وتكون حركة أمعائه أقلّ من المعتاد.

يمكن أن يكون سبب الإمساك هو النظام الغذائي للطفل، أو عدم ممارسة الرياضة، أو مشاكل عاطفية.

بمجرّد إصابة الطفل بالإمساك، يمكن أن تتفاقم المشكلة بسرعة.

يمكن أن يساعد إجراء تغييرات في النظام الغذائي ونمط الحياة، في علاج الإمساك والمساعدة في الوقاية منه.

لا تعطي طفلك حقنة شرجية أو مليّن للبراز إلّا إذا أوصى

الطبيب بذلك، ويمكن إعطاء تحاميل الغليسيرين لتليين البراز. ولكن في حال الاضطرار لإعطاء حقنة شـرجية لتنظيف الأمعاء وإزالة السـدّادة الغائطية، فيُفضّل أن تُعطى في المستشفى.

الخطوات التالية

نصائح لمساعدتك على تحقيق أقصى استفادة من زيارتك للطبيب:

- قبل زيارتك، اكتب الأسئلة التي تريد إجابة عنها.

- أثنـــاء الزيارة، اكتب أســماء الأدويـــة، أو العلاجـات، أو الاختبارات الجديدة، وأيّ تعليمات جديدة يقدّمها لك.

- إذا كان لـدى طفلــك موعـد للمتابعــة، فاكتب التاريخ والوقت، والغرض من تلك الزيارة.

- تعرّف كيف يمكنك الاتّصال بالطبيب بعد ساعات العمل. وهـــذا أمر مهمّ إذا مرض طفلك وكانت لديك أسـئلة، أو كنت بحاجة إلى مشورة.

تهيئة الأهل والطفل قبل إجراء أيّ عملية جراحية...

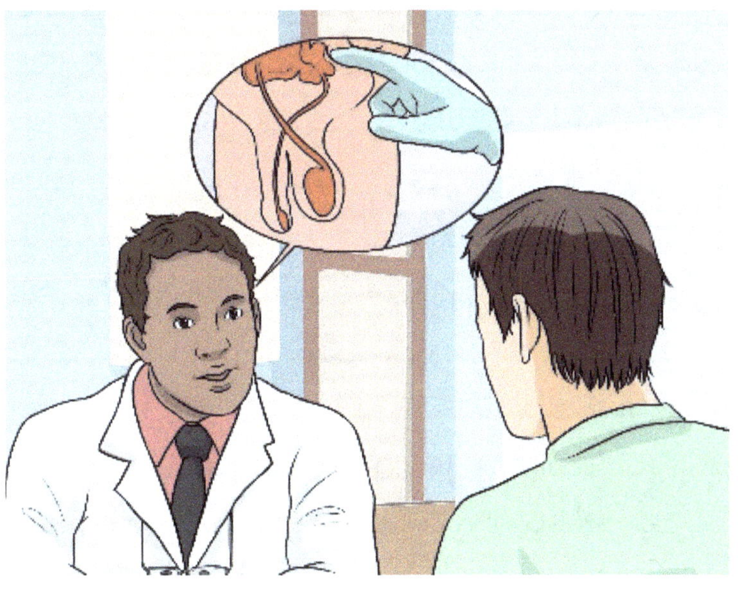

إنّ إجراء أيّ عمل جراحي لشخص ما يكون حدثًا استثنائيًّا في حياة العائلة جمعاء، حيث إنّه كثيرًا ما نجد المريض ومن يحيط به، في حالة عدم تركيز وضياع من حيث الاستعداد النفسي والمعنوي لمواجهة هذا الحدث، وإذا كانت التهيئة و التحضير جيدة، فبالإضافة للعامل النفسي، هناك العامل المناعي الذي يكون مفعّلًا بشكل جيّد، إذا علمنا كيف نستعد لهذا الحدث بالصورة المطلوبة، وأن تكون الأسئلة موجهة بشكل مفيد لما فيه

خير المريض، فكيف إذا كان العمل الجراحي لطفل صغير، كيف ستكون حالة الوالدَين النفسية والمعنوية؟! ومن هنا تبدأ القصة، حيث أن للوالدَين الدَّور الأكبر في تحضير وإعداد طفلهم للعمل الجراحيّ، وهنا يجب أن يتمتّع الأهل بهدوء تامّ، لأنّ الطفل يتأثّر بشكل كبير بما يشاهده عن حالة والديه، فإذا ضحكوا يضحك، وإذا شاهد أمّه تبكي حتمًا سيبكي. لذلك يجب عليهما أن ينقلا الثقـــة إلى الطفل وليس الخوف. يجب على الأهل أن يعرفوا أنّ حالتهم النفسية والمعنوية لا شكّ ستنعكس سلبًا أو إيجابًا على طفلهم، لأنّ الأطفال يقلّدون مواقف آبائهم ويتبنّونها بشكل عفويّ فإذا كان الوالدان كثيرَي التّأفّف وشـــديدَي الخوف؛ فلا شكّ أن الطفل سيصل إلى المستشفى مذعورًا خائفًا، لذلك المطلوب من الوالدين توفير الجوّ النفسي الملائم قبل وبعد العمل الجراحي، والقيام بالشرح للطفل ما يمكن استيعابه، والحفاظ على معنويّات عالية لطفلهم، وبشـــكل عام فإنّ الأطفال ما بين 5-7 سنوات قد يكـــون لديهـــم الكثير من المخاوف والهواجس بالنسبة للألم، ويكون تقبّلهم للشـــرح أسهل من الأعمار ما بين 7-10 سنوات، حيث يزداد الخوف في قلوبهم من الجراحة والتخدير، بالإضافة للألم أيضًا، ولذلك يجب أن يشـــرحوا للأطفال كلٌّ حسـب ما يتناسـب مع عمره، في الوقت نفسـه توفير الراحة لأنفسهم عن طريـــق التناوب فـــي التواجد مع الطفل في المستشـــفى وتوفير الوقت اللّازم لأنفسهم للنوم، والاستحمام، وتناول الطعام. ومن

بعد ذلك طبعًا هناك دور متمّم للمستشفى، وللطبيب الذي سيقوم بالعمل الجراحي.

هناك خطوات إضافية مهمَّة لا بدَّ منها قبل العمل الجراحي:

الخطـوة الأولى طبعًا في حالة الأطفال، هي مقابلة الجرّاح الـذي سيجري هذه العمليـة الجراحية وهي خطـوة في غاية الأهمّيـة، لذلـك يجب استغلال هذه المقابلة بطرح الأسـئلة والنقاط المفيدة وهو أمر مهمّ جدًّا، وحتمًا سـيكون له أثر مهمّ على المعنويّات أوّلًا، وعلى الاستعداد لهذه العملية، وعلى فترة دخـول المستشـفى، وحتى فترة النقاهة ما بعـد إجراء العملية، ومن المهمّ إفسـاح المجال للطفل ما بعد عمر المدرسة للسؤال عن أيّ أمور أو معلومات تجول في خاطره، أو أيّ أسـئلة يريد توضيحًا لها حول العمل الجراحي. لذلك يجب إعطاؤه الفرصة لكي يشـارك في الأسئلة بدل الاحتفاظ بها لنفسه، لأنّها قد تزيد من مخاوفه وتنعكس سـلبًا على حالته النفسية وتزيدها سوءًا. ولا بُـدَّ من الإشـارة إلـى أنّ الأطفال في هذه الفئـة العمرية، قـد يصلون إلى فترة الإنكار لبعـض الأعراض التي قد تحدث عندهم بعد الجراحة، والتي لا بُدَّ للجرّاح أن يعرفها كالإمساك، أو عدم القدرة على التّبوّل، أو أيّ عرض اسـتثنائيّ يحدث عند الطفل ولم يكن موجودًا قبل الجراحة، لما لذلك من أهمّيّة عند الجرّاح لذلك يجب كسـب ثقتهم وإعطاؤهـم الفرصة للتعبير

عمّـا يجول في خواطرهم. أمّا الأطفال من الفئة العمرية ما قبل المدرسة فإنّهم يحتاجون إلى عناية مختلفة لأنّه قد يكون البكاء هـو الطريقة الوحيدة التي يسـتطيعون التعبير بها عمّا يجول في أنفسهم. كذلك من المهمّ أيضًا مقابلة طبيب التخدير لطرح بعض الأسئلة والاستفسارات عليه، عن الفترة الزّمنيّة التي سيبقى فيها الطفـل نائمًا، وفترة الإنعاش مـا بعد الجراحة، كذلك لا بُدّ من السـؤال عن نوع التخدير المسـتعمل واختلاطاته الجانبية الآنيّة والبعيـدة إن وُجِدت، التي قد تحدث خـلال أو بعد الجراحة، علمًـا أنّه خـلال العقود المنصرمة طرأت تطـوّرات مهمّة على أجهزة التخدير وأصبح بالإمكان اسـتخدام البنج لدى الأطفال بأمان، سواء أكان الطفل حديث الولادة أو رضيعًا، وبشكل عام لا يـؤدّي البنج العام إلى اختلاطـات ومضاعفات على الجهاز العصبـي أو على الخلقـات الذهنية على المدى الطويل، ولكن تبقـى الخطورة المرتبطة بالعمليّات الجراحية عند الأطفال، هي المرتبطة بالمشـكلة الأساسية التي يعاني منها الطفل، واستدعت إجراء العمل الجراحي.

وقبـل تحضير الطفل للتخدير الكامـل يجب إجراء تقييم وفحص عام للطفل، مع تحاليل دمويّة، وكذلك يجب معرفة فترة الصيام قبل الجراحة، حيث تتراوح ما بين 4 ساعات عند الرضع، إلى 9-12 ساعة عند اليافعين.

ما هي أهم الأسئلة قبل إجراء العملية؟

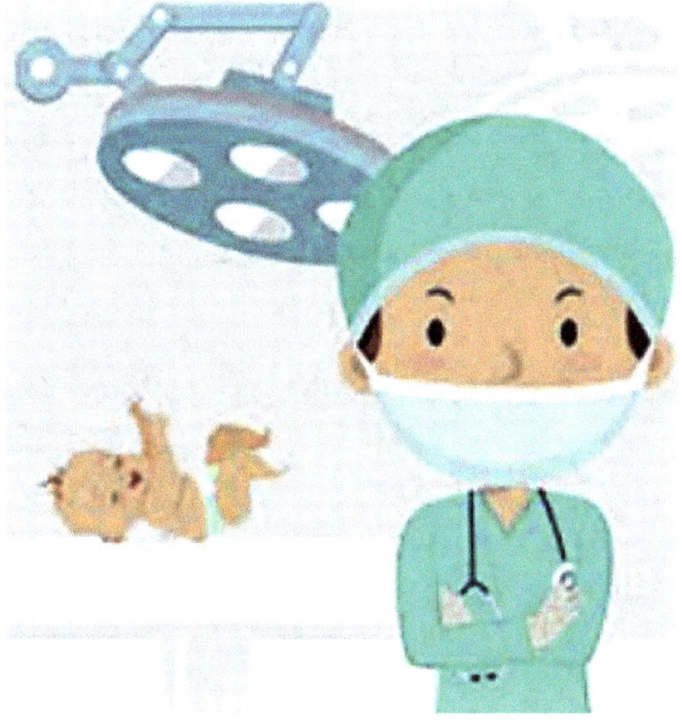

إن أســئلة غالبيّة المرضى وذويهم قبل العملية تتلخّص في سؤالين اثنين: ما هي نسبة نجاح العملية؟ والوقت الذي سيستغرقه إجراء العملية؟ وهذان الســؤالان يكونان بشكل عام للمرافقين المنتظرين خارج غرفة العمليّات. كذلك الســؤال الثالث: ما هو عدد الغرز أو القطب للجرح في العمليّة؟

لا يوجد أيّ فائدة فعليّة لهاتين النقطتين؛ فنسبة نجاح العمليّة

لهــا عدّة مقاييس: الوقت الذي يحتاجـــه المريض من التخدير، كذلك الوقت الذي ســيمضيه في غرفة الإنعاش، وعدم حدوث مضاعفـات من ناحية التخدير، ومن ناحية الجراحة كالنزف غير المتوقّــع أو غيـــره. لذلك يعتبر إجراء العمل الجراحي بشــكل جيّدن كاستئصال ورم، أو مرارة، أو تصنيع فتق، أو بيضة هاجرة، بشـــكل جيد وبدون مضاعفات هو نجاح، ولا يوجد إجابة دقيقة لهذه الأسئلة.

لذلك يجب أن تكون الأسئلة موجّهة وتشمل نقاط هامّة نذكر منها:

أوّل ما يخطر على بال المريض: هل أنا أو طفلي بالفعل بحاجة لهذه العملية أم توجد بدائل أخرى؟

أحيانـــاً قد يكون الخيار الجراحي ليس إجباريًا، وخاصّة إذا كان متعلّقــا بالنّاحية التجميليـــة، وقد يوجد له بدائل كثيرة، مثل المتابعـــة الدّوريّة، أو التداخلات البســيطة minimal invasive والّتي تتطوّر بسرعة كبيرة يومًا بعد يوم.

ناقش طبيبك بكل هذه الخيارات، واحرص أن تكون متأكّدًا أنّ الخيار الجراحي هو الأفضل لحالتك أو حالة طفلك، ويمكن الاســتعلام عن الطريقة التي ستُتَّبع، بالمنظار أم جراحة تقليدية مفتوحة، وما هي خصائص كل طريقة ونسبة النكس فيها، وفترة

الاستشـفاء في كل منهما، والمضاعفات المحتملة، سواء أكانت حادّة أو مزمنة، وإمكانيّة تجنّبها وعلاجها إن حصلت.

هل أجريت حالات جراحية مماثلة لحالتي أو حالة طفلي، وما هو عددها خلال سنة مثلاً؟

هذا أيضًا سؤال هام، إنّ تكرار عمليّة جراحية معيّنة لجرّاح معيّن يتناسب طردًا مع الخبرة التّراكميّة لهذه العمليّة، مع التركيز على نوع الجرّاح. فمثلًا إذا كان المريض طفلًا التّوجّه مباشـرة إلـى جرّاح أطفال. تأكّد أن تُجـري عمليّتك عند من لديه خبرة كافية في عمليّات مماثلة [القول الشعبي: إعطاء الخبز للخبّاز..].

بشكل عام فإنّ الجرّاح الذي أجرى حوالى ٢٠ عمليّة مماثلة من الجراحات الكبيرة والمعقّدة خلال عام، فهذا يعتبر عددًا كافيًا لتكون مطمئنًّا لإجراء العملية.

هل المشفى الذي سيتم فيه العمل الجراحي مجهّز بشكل جيد؟

تأكّد أن تُجري عمليّتك الجراحية في مستشفى ذات جاهزيّة عاليــة لأيّ طارئ، مهمــا كانت العمليّة بسـيطة، كغرفة العناية المركّزة، ووجود بنك الدم، حتى لو كان العمل الجراحي بسيط، كذلك وجود عناية مشدّدة لحديثي الولادة، أمر في غاية الأهمّيّة،

مهما كانت فترة الحمل أو الولادات السابقة يسيرة.

هل هناك اختلاطات محتملة؟

السـؤال عن الاختلاطات المحتملة للجراحة التي ستجري من جميع النواحي وطرق علاجها، سـواء من ناحية الالتهابات إلى النزف إلى النكس، إلى الاختلاطات الحادّة إلى المزمنة وهل يمكـن وجود اختلاطات نادرة ولكـن ممكنة وطريقة مقاربتها، كذلـك الاختلاطات التي لا يمكن علاجها إن وُجدت، وهذا ما يساعدك على تفهّم مشكلتك ومواجهتها بصلابة، كذلك يساعدك على التفريق ما بين المضاعفات والأخطاء الطِّبّية.

التواصل مع مريض أجريت له نفس الجراحة عند نفس الجراح

وذلك لأخذ فكرة أوضح من شـخص عاش تجربة خاصة، ستمرّ بها حتمًا ليعطيك فكرة أوضح، وطبعًا سيتكلّم عن تجربته بتجـرّد، وقد يلفـت نظرك لأمور قد تكـون غابت عن ذهنك، ويجنّبـك أخطاء قد تكون حدثت معه. وأخيرًا وليس آخرًا، فإنّ نقطـة البداية تبـدأ عند الأهل وتنتهي عندهم، مـرورًا بالجرّاح والمستشفى وطاقم التمريض.

طبعًا بعد الانتهـاء من كل ما تقـدّم من التهيئة النفسـية

والمعنويــة للأهل، كذلك للطفل وتحضيــره للعمل الجراحي، وبعــد إجراء الفحوصات المتمّمــة اللّازمة، يجب أيضًا الالتزام بفترة الصيام المطلوبة قبل أيّ عمل جراحي، والتي تكون حسب عمر الطفل وتتراوح ما بين أربع ســاعات عند الرّضّع، وحوالى ثماني ساعات عند اليافعين.

بعــد الإنتهاء مــن العملية الجراحية يُتــرك الطفل في غرفة الإنعاش لبعض الوقت حتى يستعيد وعيه، وذلك لمراقبة أعضائه الحيويّة من قلب وتنفّس وضغط، حتى يصبح بوعي طبيعي وتام، عندهــا يتم نقله إلى الغرفة الخاصة به، وعندها يمكن إســتئناف السوائل أو الطعام بمجرّد استعادة الطفل لشهيّته، وطبعًا طالما لا يوجد مانع طبّيّ لذلك. وفي هذه الفترة سيُعطى الطفل مسكّنات بجرعــات منتظمة في الفترة الأولى للجراحة، حتى في حال عدم وجود شكوى، أمّا في مرحلة الأيام الأولى ما بعد الجراحة، عادة ما يستعيد الطفل نشــاطه الطبيعي في وقت مبكر، وهو يتعافى بشــكل أسرع من الكبار. وإذا كان الطفل لا يزال يشــعر بالوهن أو ببعض الألم بعد العملية، فهو ســيخفّف من الحركة والفعاليّة بشــكل تلقائي، وهنالك أمور يُمنع عليه إجراؤها حتى ولو شــعر بالنشــاط، كركــوب الدّرّاجات وخاصة في حالــة الفتق الأُربي، أو حمــل حقيبة الكتب على ظهره في حالــة الجراحات البطنيّة، والانتظار حوالى الثلاثة أســابيع إلى الشــهر، لأنّه عادةً وبمجرّد

شعوره بالحيويّة والقوّة فسيعود تلقائيًا إلى وضعه الطبيعي. وينطبق الكلام نفسه على العودة إلى المدرسة أيضًا. وهذه الأمور تتفاوت بشـكل كبير حسب نوع العملية الجراحية التي خضع لها الطفل، وينبغي الحصول على التعليمات المناسبة بعد العملية من الجرّاح المشـرف على العلاج والتّقيُّد بحرفيّتها. تأكّد أن الطفل لن يجرؤ على الحركة واللّعب إلّا حين يكون على ما يرام ولا يشـعر بأيّ ألم أو انزعاج. وبالتّالي حين يتحرك الطفل بنشـاط بعد العملية، فهذا يعني أنّه مرتاح ولا يشـكو من أعراض ولا مانع من حركته، ولكن تحت نظر وإشراف الأهل. والحركة الباكرة هي من الأمور الضروريّـة بعـد العمليّات الجراحية حتى لـدى الأطفال، ولكن بطريقـة منضبطة، لأنّه لا يمكن السّـيطرة علـى الطفل ومنعه من الحركة أو اللّعب. ولذلك حين يكون هناك مانع طبّيّ من الحركة، فإنّ الجرّاح سيتّخذ الإجراءات اللّازمة لمنع حدوث هذه الحركة، مثل اسـتخدام الجبس، أو الأربطة الضّاغطة في حالات الكسور العظميـة أيضًا، أو بتنبيه الأهل أن يبقى الطفل في المنزل، لتفادي النشاطات غير المحسوبة التي قد يقوم بها الطفل.

الحبل السّرّيّ والنزّ من السّرّة عند الأطفال...

في البداية علينا معرفة الأمور الأساسيّة عن الحبل السّرّيّ، وهو الجسـر الذي يربط ما بين الأم ووليدها، حيث يتأمّن الغذاء الضروري للجنين، من خلال الدم الواصل إلى الأم بواسطة الأوعية الدموية، التي تحتوي على شريانان ووريد، تنقل التغذية إلى الجنين ومن ثم الفضلات إلى الأم.

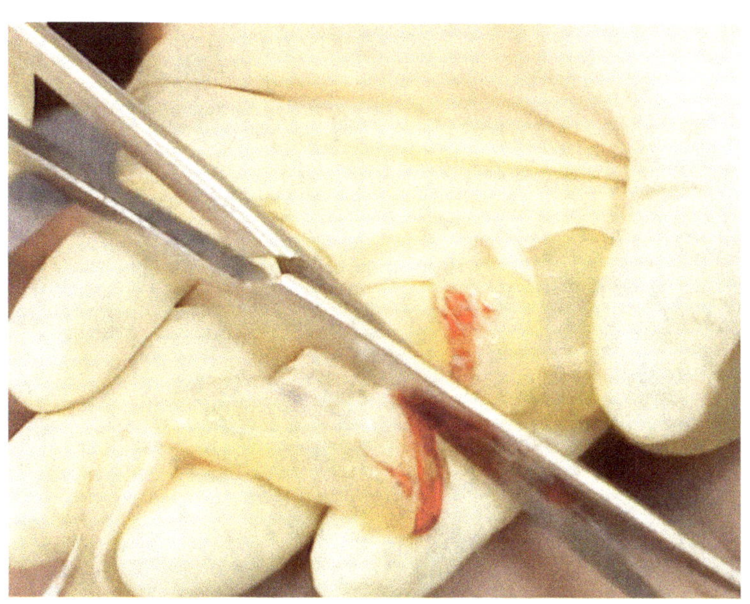

عند الولادة يقوم الطبيب بقطع هذا الحبل مباشرةً، وذلك على بعد حوالى 2,5 سم من منشأ الحبل. وبعد قطعه تُضغط الأوعية الدموية بواسطة ملقط خاص مُعقَّم، ويجب مراقبة النزف وذلك على الأقلّ لمدّة ستّ ساعات بعد القطع، للتأكُّد من عدم وجوده. وفي حال استمرّ النزف التأكُّد من أنّ الملقط يضغط بشكل تام، وإذا استمرّ أكثر؛ عندها يمكن البدء بالبحث عن نقص عوامل التخثّر، أو نقص الفيتامين كاف أو غيرها من الأسباب. إنّ سقوط الحبل يختلف ما بين طفل وآخر، بين 10-21 يوم من الولادة، حيث يكون لونه في البداية يميل إلى الاصفرار، ثم يتحوّل إلى بنّيّ رمادي، ثم يميل إلى الأزرق الغامق، وأخيرًا إلى اللّون الأسود، ومن ثم يسقط.

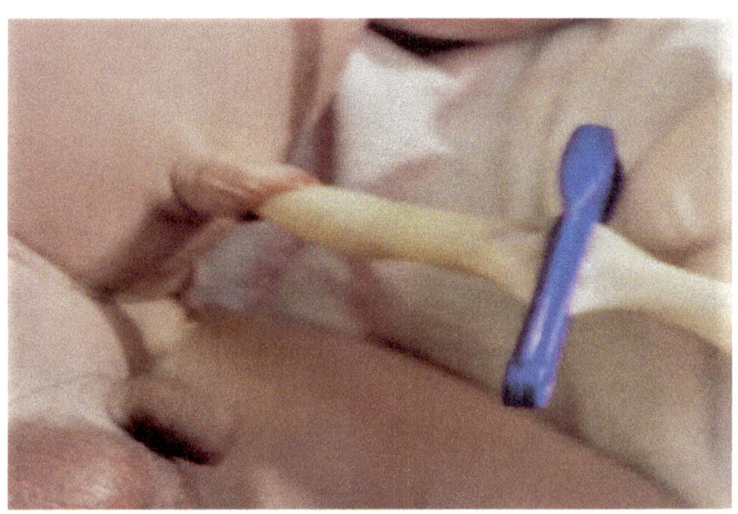

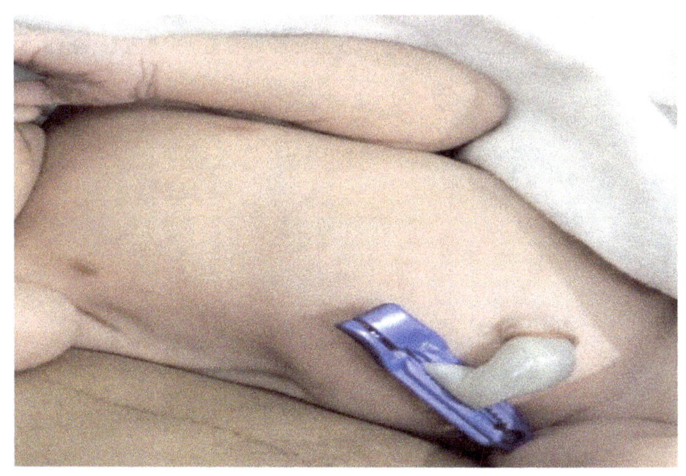

قـد يتأخّـر السقـوط لأربعـة أسـابيع، وهـذا التأخّـر قـد يسبّب قلقًا في غير محلّه عند الأهل، ولا بُدَّ مـن الإشارة إلـى أنّ السّـرّة تتّصـل في الحيـاة الجنينيّـة بالمثانـة، بمجرى يتليّـف فيمـا بعـد ويُسمّى العصيب، كذلك تتّصـل بجزء مـن الأمعـاء يُدعى الدّقـاق، بواسطة القنـاة الأمنيوسية التي أيضًا تتليّـف وتتـرك حبـلاً ليفيًّا مـن بقايـا تلـك القنـاة.

لكـنّ الذي يحـدث أحيانًا ولعدد من الأسبـاب، أن تبقى إحـدى تلك القناتين مفتوحة؛ ما يـؤدّي إلى حدوث النزّ الذي قـد يكون بولًا، وفي حالات قليلة برازًا، وأحيانًا يكون الانغلاق غير كامل؛ ما يؤدّي إلى تكوُّن كيسات حول السّرّة، ويمكن لهذه الكيسات أن تلتهب وتكوّن خرّاجات تحت السّرّة، أو على الخط

المتوسّط للبطن؛ ويؤدّي بالنتيجة إلى حدوث نزٍّ سائل أصفر أو قيحي، مترافق مع احمرار وتورّم، وأحيانًا درجات حرارة مرتفعة نتيجة لما يسبّبه ذلك من الالتهاب للحبل السّرّيّ.

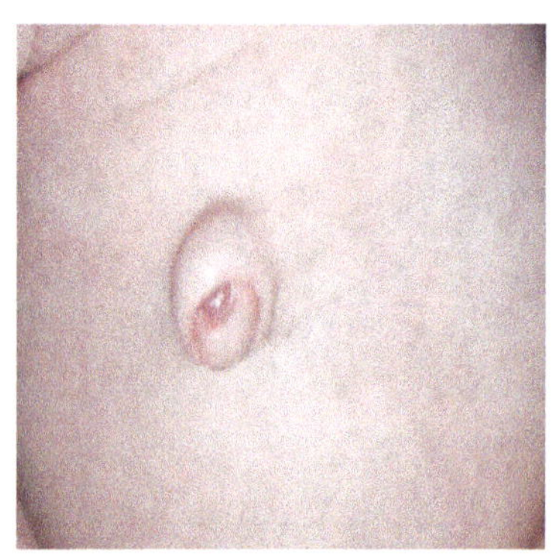
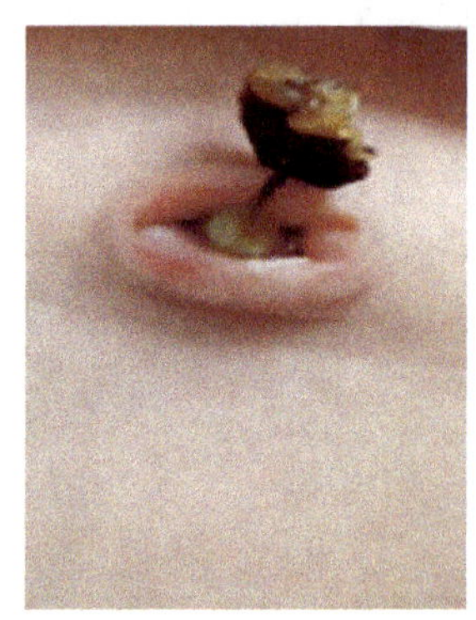

ومن أكثر مسبّبات هذا النوع من الالتهاب، الجراثيم العنقوديّة والقولونيّـة، وقـد يتحوّل هذا الالتهاب إلى مزمن؛ ما يؤدّي إلى تشـكّل براعم على شـكل أورام حبيبية في منطقة السّرّة، يتراوح حجمهـا ما بين حبّة العـدس، وأحيانًا تصل إلى حجم الجوزة، لهـا عنق ضيّـق أو قاعدة، وتكون بلون كـرزيّ فاتح أو غامق، وغالبًا تكون مترافقة مع حرارة عالية وألم وبكاء مستمر، ويجب تفريقها عـن مخاطيّة الأمعاء الهاجرة، التي تنزّ مخاطًا بالإضافة للقيح، وعلاجهـا التطهير الموضعي بالمطهرات، بالإضافة إلى مضادات الالتهاب، وأحيانًا نلجأ للكيّ بواسطة نترات الفضة التي قـد تكون كافية، لكن في بعض الأحيان يتطوّر الالتهاب ويؤدّي

إلى تشكيل خرّاج بطني، وذلك عن طريق الانتقال من الأوعية السّرّيّة السطحية، أو ينتشر الالتهاب بالطريق اللّمفاوي إلى جدار البطن، ويكون العلاج بالشق والعلاج الجراحي بالدرجة الأولى، ومن ثم الاستئصال الجراحي.

أمّا إذا كان النزّ بوليًا وليس قيحيًّا، فهذا يعني أنّ قناة العصيب ما زالت مفتوحة ما بين السّرّة والمثانة، وفي هذه الحالة قد تكون مرافقة لبعض التّشوّهات الأخرى، خاصة في الجهاز البوليّ، وتلك التّشوّهات قد تكون خلقيّة انسداديّة في نهاية الحالب، بالإضافة إلى الالتهابات البوليّة، لذلك يجب التأكّد من عدم وجود أيّ تشوّهات مرافقة، ومن ثم اللّجوء إلى العمل الجراحي، وذلك باستئصال المجرى الموجود وإصلاح أيّ تشوّهات أخرى مرافقة.

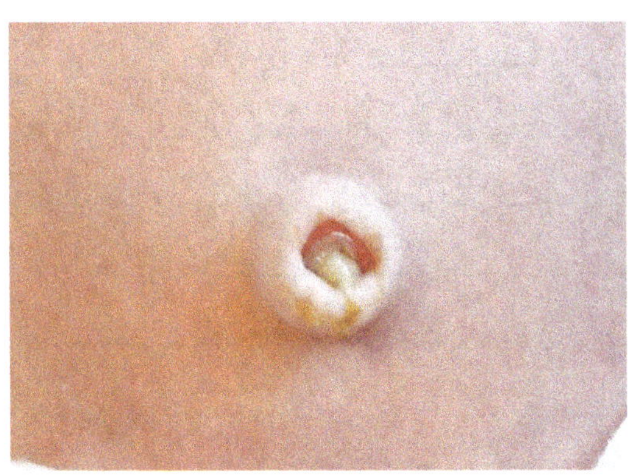

لا بُدّ من الإشارة إلى أنّه قد يحدث نزول الدم من السّرّة أحيانًا بعد سقوط الحبل السّرّيّ مباشرة، وهذا ما يؤدّي إلى القلق الشـــديد لدى الأهل، وبشكل خاص لدى الأمهات الجدد، وفي هذه الحالة نقوم بالضغط اللطيف على السّرّة لمدّة 10–15 دقيقة، قد تفي بالغرض. لكن إذا استمرّ النزف بعد ذلك، يجب الاتّصال بالطبيب وذلك لتقييم الحالة، والبحث عن وجود مشاكل صحّيّة قد تكون مستــتِرة. أمّا إذا حدث نزول الدم بعد الأسـبوع الأول من سقوط الحبل، فهذا قد يكون ناتجًا عن التهاب منطقة السّرّة، لذلك يجــب مراقبة الأعراض غير الطبيعيــة التي تكون مرافقة كالاحمرار، والحرارة المرتفعة عند الطفل.

أخيـــرًا، لا بُدَّ من ذكر بعـض النصائح حول كيفيّة الاعتناء بالحبل السّرّيّ وتنظيفه: بالدرجة الأولى المطلوب من الأم عدم الخوف من لمس السّــرّة وتنظيفها، وعليها أن تعرف أنّ تنظيف السّــرّة لا يُسـبِّب الألم، وإنّ عدم تنظيفها يقــود إلى الالتهاب. كذلك عليها أن تعرف أنّه يُفضّل إغلاق الحفّاظ تحت السّرّة، وعــدم رفعه فوقها وذلك لتجنّب مخاطر تلوّث السّــرّة. غسـل السّرّة بالماء والصابون وتنشيفها جيّدًا، وبعد ذلك وضع الكحول المخفّف أو البيتادين، للمحافظة على النظافة، والمسـاعدة على جفاف المنطقة وتهويتها قدر الإمكان، وتسـريع سـقوط الحبل السّـرّيّ. ويجب تنبيه الأهل إلى عدم شـدّ السّرّة لأنّها ستسقط

من تلقاء نفسها، مع التّنبيه إلى عدم اللّجوء إلى بعض الوصفات الشعبية، كوضع الملح على السّرّة، ولا أيّ خلطة أو مادة غريبة، ظنًّا أنّها تساعد بسقوطها، لا بل تزيد من خطر تحسّس الجلد حول السّرّة، أو التهابات شديدة الطفل بغنى عنها. المطلوب فقط المحافظة على نظافة المنطقة، وذلك باستعمال الماء والصابون كما ذكرنا سابقًا، مع تنشيف المنطقة بشكل جيّد، وضع البيتادين أو الكحول المخفّف، والمحافظة على منطقة السّرّة جافّة وتعريضعا للهواء قدر الإمكان.

إنسداد الأمعاء بالعقي

تعريف العقي: العقي هو أول براز يخرج من المولود الجديد بعد الولادة مباشرة، أو خلال الثماني والأربعين ساعة الأولى من الحياة. ويكون لونه أخضر داكِن، أو أسود مائل إلى البنّيّ، ويتألَّف من المواد التي قد ابتلعها خلال الحياة الجنينيّة، كبقايا الخلايا الجنينيّة، والزغابات، والشعر الناعم، والمواد الصفراوية، ومن إفرازات سائلة من الأمعاء الجنينيّة، حيث تصله عن طريق الخلايا الظهاريـة من الأمعاء، ويتم تخزيـن كل ذلك طبعًا في الأمعاء، لكي يتم طرحها عبر الشـرج إلى الخارج، فيكون البراز الأول للطفل خارج الرّحم.

أحيانًـا قد يتعـرّض الطفل خلال الحياة الرّحميّة للشـدّة، أو نقص الأكسـجة، أو تصاب الأم بتسـمّم الحمل، أو قصور المشـيمة، أو الالتهابات، أو بعض الأدوية التي قد تأخذها الأم؛

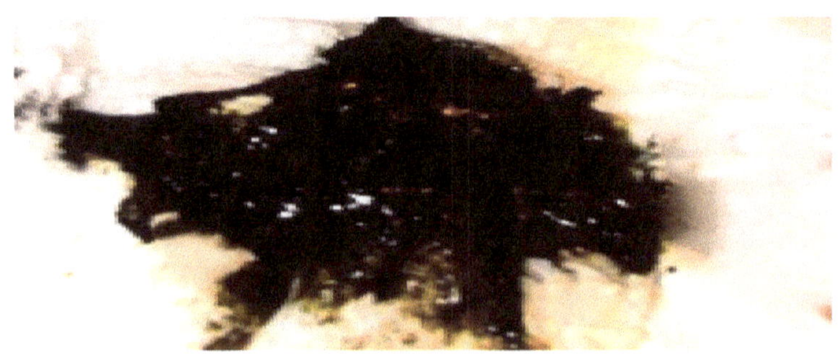

فيؤدّي ذلك إلى إخراج العقي وتلويث السائل الأمنيوسي الذي يسبح فيه الطفل خلال الحياة الجنينية؛ ما قد يؤدي إلى متلازمة تُدعى متلازمة شفط العقي، حيث يقوم الجنين بدل من إبتلاع السائل الأمنيوسي إلى استنشاقه؛ ما يؤدي إلى دخول ذلك السائل الملوّث إلى الرّئتَين؛ حيث يؤدّي إلى تهيّج الرّئتَين، أو انسداد القصبـات ومجرى الهواء بذلك العقي؛ فيواجه المولود صعوبة تنفّس، ولون أزرق وصوت صفير عند الولادة.

هناك بعض الأمراض الوراثيّة، كداء التليّف الكيسي الذي يُحدث نسبة عجز مترقٍّ في الغدد خارجية الإفراز، فيؤثّر على الرّئتَين والبنكرياس، حيث تؤدّي إلى تغيّر في العقي، ويصبح لزجًا ولاصقًا، ما يسبّب انسداد لمعة الأمعاء عند المولود الحديث، وذلك من خلال تموضع العقي في القسم الأخير من الأمعاء المُسمّى الدّقاق، فتتوسّع الأمعاء فوق هذا المستوى وتمتلئ بالسوائل، بينما تبقى ما بعد هذا الجزء والقولون بالخاصة فارغة وغير مستعملة، ولذلك لا يستطيع الطفل تمرير العقي ويُشاهَد حينها عنده تطبل البطن، مترافقًا مع إقياءات صفراوية. وتُقدَّر نسبة حدوثه حوالى 15٪ من الأطفال المصابين بداء التليّف الكيسي، الذي يتظاهر باستعمار المكوّرات العنقوديّة، وأنواع أخرى من الجراثيم للسّطوح المخاطية، وبشكل خاص الشجرة القصبيّة، وإلى زيادة اللّزوجة في العقي الذي يؤدّي بدوره إلى

انسداد الأمعاء كما ذكرنا، الذي قد يكون أحيانًا مترافقًا مع بعض الاختلاطات، كانفتال الأمعاء أو انثقابها، أو غياب لمعة الأمعاء، وإن السبب الحقيقي لهذه الحالة مازال غير معروف.

يلجأ التشخيص للحالة بالدرجة الأولى إلى البحث، وسؤال الأهل عن وجود سوابق عائلية للإصابة بالداء الكيسي الليفي، وإذا ما أُصيبت الأم سابقا بالاستسقاء الأمنيوسي، وتأخّر طرح العقي أكثر من 48 ساعة، حيث تبدأ الأعراض الأخرى بالظهور، وسوء الحالة العامة للطفل، وتطبل البطن المتزايد الذي يزداد تدريجيًا، ويُظهر المسّ الشرجي وجود مادة مخاطية لزجة مع القليل من العقي المُتَيبِّس، وهنالك حالات قد تترافق ببعض الاختلاطات كتأخّر ظهور الأعراض مع تطبل شديد للبطن، وسوء الحالة العامة للضيف الجديد.

الصورة الشعاعيّة تُظهِر مستويات غازية سائلة، وقد تُشاهَد بعض البقع المتكلّسة مع توسّع العرى المعويّة، ما يُشير إلى انسداد أمعاء، أو حتى انفتال، وقد يُشاهَد هواء حرّ تحت الحجاب الحاجز، ما يشير إلى حدوث انثقاب في الأمعاء.

للسبّب الذي ذكرناه سابقًا نتيجة؛ تصلّب العقي وتشكيل ما يشبه الحبل في نهاية الأمعاء المتّجهة إلى الشرج، وتشكيل سدّادة غالبًا ما تكون على مستوى المستقيم، وأحيانًا تكون أعلى

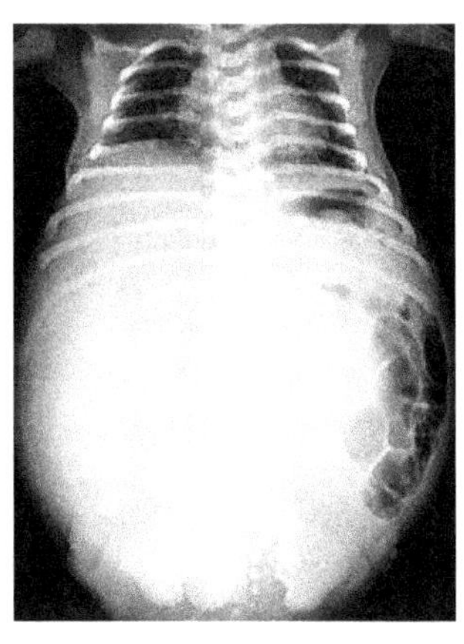

من ذلــك، وتجمد تلك الســدّادة في مكانها أحيانًا إذا كان تموضع ســدّادة حبل العقي في المســتقيم، مشــكّلًا سدّادة يصعُب دفعها، لكنّ المســّ الشــرجي قد يُســاعِد على تحريك تلك الســدّادة من مكانها، ما يُســاعِد الطفل على طرحها إلى الخارج، ومن بعدها يشــفى الطفل.

وإذا لم تتحرّك الســدّادة وشكّلت انسداد أمعاء سفليّ، عندها قد تختلط مع داء هيرشبرنغ. أمّا إذا ما كان العقي المتراكم والسدّادة عالية، وهناك انسداد للأمعاء، عندها نقوم فورًا بالبدء بالمعالجة المحافظة، بإعطاء الطفل السوائل والشوارد المطلوبة، والبدء أيضًا بإعطاء المضادات الحيويّة التي تؤثّر بشــكل خاص بالمكوّرات العنقوديّة، ثم نقوم بحقن مادة شديدة التحلّل في القناة الشرجيّة، وتحت مراقبة الأشــعّة تجذب السوائل وتحرّر لمعة الأمعاء من العقي اللّاصق بها، وفي الوقت نفســه تحرّض حركات الأمعاء، وتنشّطها لكي تدفع المحتوى إلى الخارج، ومن المواد التي تقوم بهذا الفعل الغاستــوغرافين مثلًا، وعند فشل المعالجة المحافظة نلجــأ إلى الجراحة، وكذلك في الحالات المتطوّرة قد يُشــاهَد بالصورة الشعاعيّة هواء حرّ تحت الحجاب الحاجز، ما يشير إلى انثقاب الأمعاء عندها نلجأ للجراحة فورًا.

الجراحة تقوم على إجراء فتحة قبل القطعة المسدودة بقليل، وحقن خمائر لحلّ العقي في المنطقة المسدودة والقيام بإفراغها يدويًا، ومعاملة الأمعاء بطريقة لطيفة لإخراج العقي والتخلّص من الانسداد، ويد تشدّ والثانية تكبش (مثل عصارة معجون الأسنان)، ومن ثم وصل الأمعاء وإجراء مفاغرة نهائيّة للأمعاء.

الختان :Circumcision

مـــا هو الختان: عندما يولـــد الطفل الذكر يكون هناك غطاء من الجلد يغطّي رأس القضيب يُدعى القلفة، ومع مرور الوقت تنفصـــل القلفة عن رأس القضيب، وتتراجع إلى الخلف وأحيانًا تصبح مشدودة، وتسبّب تضيّق القلفة أو الفيموسيز، وفي أحيانٍ أخرى تختنق وتُسـمّى بارا فيموسـيز، وفي هـذه الحالة يحتاج الطفل لعمليّة طارئة.

والختـان هو إزالـة كل أو جزء من القلفة وترك الحشـفة مع القضيب مكشـوفة. تاريخيًا الختان يمارس لأسباب ثقافيّة، أو دينيّـة، أو طبّيّـة، وهذه العادة منتشـرة في كثير من الأجناس والأعـراق ابتداءً مـن الفراعنة، ثم اليهود، والإسـلام، وبعض الطوائف المسـيحيّة. وقد ورد في العهد القديم أنّ إبراهيم عليه السّلام قد ختن نفسه وهو في التاسعة والتسعين من العمر، وختن أبناءه وأوصاهم به من بعده، حيث هناك من يعتقد أن الرّبّ جعل عهـدًا بينه وبين ابراهيم، بـأن اختنوا رأس قلفة غرلتكم، فتكون علامة بينه وبينهم.

كذلك تم العثور على رسـومات تعود إلى العصر الحجري الحديـث، والكتابة الهيروغليفيّـة المصرية واصفةً الختان، وقد كانت تجري بينهم حيث كانوا يعتقدون أنّها قربانًا للآلهة.

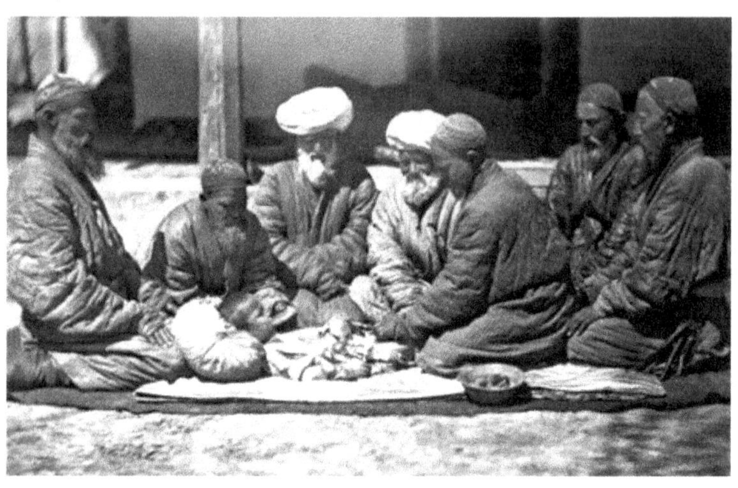

ومن الجدير ذكره، أنّ ما بين خمس إلى ربع سكّان الأرض مختونين، وهناك دراسة تشير إلى أنّ حوالى 60-٪65 من الرّضّع مختونيــن في الولايات المتحدة الأمريكيّــة، وحوالى 35-٪40 في كندا، وحوالى13-٪20 في أستراليا، لكــن هناك محدوديّة في إجـــراء الختان بين الفرنكوفونيّين، بالإضافة إلى الأســباب الدّينيّـــة والثّقافيّة، وتقول الأكاديميّة الأمريكيّة لطبّ الأطفال، إنّ فوائـــد الختان تفوق بكثير مخاطره، ومع ذلك لا توصي بالختان الرّوتينـي لـكل حديثي الولادة، وتتـرك الأكاديميّة قرار الختان للوالدَيْن.

استطبابات لإجراء الختان نذكر منها الحالات التالية:

هناك أسـباب متعدّدة نذكر منها إصابة الطفل بثلم القلفة، أو تكرار التهابات الحشــفة، أو قلفة طويلة بشكل غير عادي، أو تضيّق القلفة وصعوبة التّبوّل أي (الفيموسـيز)، أو حالة التراجع القسري للقلفة، ما يتسبّب باختناق الحشفة أي (البارافيموسيز)، وهـي حالــة طارئة طبعًا بالإضافة للأسـباب الدينيّــة والثّقافيّة والتّقاليد الاجتماعية.

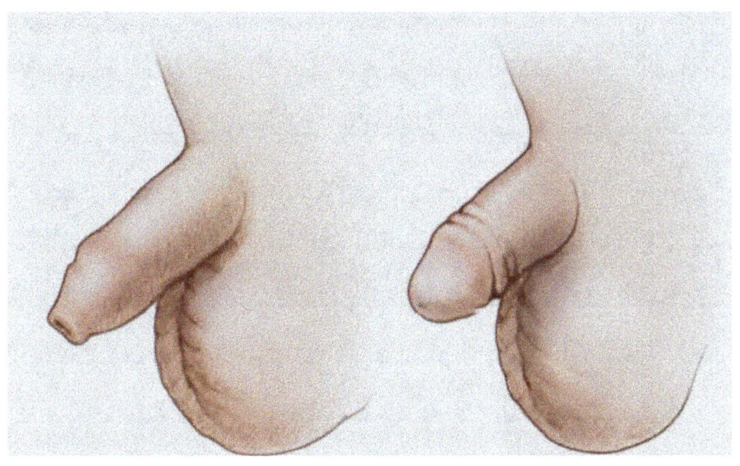

هناك مضادات استطباب لإجراء الختان ومنها:

التّشــوّهات الولاديّــة التي تصيب القضيـب ونحتاج فيها للقلفة لإصلاح التّشــوّه الحاصــل كالإحليل التحتي، كذلك في حــالات ولادة الرّضيع قبل موعد الولادة [الخدج]، أو إذا كان

وزن الـــولادة قليل مع صغـــر القضيب، كذلك في حالة الإصابة بإضطرابات تخثّر الدم.

فوائد الختان: هناك دراسات كثيرة في هذا الصدد، منها:

– دراســـة أمريكية تشير إلى أنّ الختان يقلّل بنسبة 60٪ من احتمال إصابة الرجال بالفيروس الحليمي البشري.

كذلك، هناك دراسة تشير إلى أنّ الختان يقلّل بمقدار النصف من مخاطر الإصابة بسـرطان البروسـتات، وكذلك من مخاطر الإصابـــة بالأمراض المنتقلة عن طريـــق الجنس، ومن التهابات المجـــاري البوليّـــة، حيــث أنّ الأطفـــال غيـــر المختونين عرضة للإصابة بالتهابات المجاري البوليّة، أكثر من الأطفال المختونين. كذلك للوقاية من مشـــكلات القضيـــب كتضيّق واختناق القلفة، كذلك في سرطان القضيب تكون نسبة الإصابة به عند المختونين أقلّ بكثير من غير المختونين، وعلينا أن لا ننسى أنّ الختان يُعتبر كرعاية صحّيّة وقائيّة، ونظافة شخصيّة في الوقت نفسه.

– وهناك دراســـات تشـــير إلى أنّ النســاء المتزوّجات من مختونين، أقلّ عرضة للإصابة بسـرطان عنق الرحم من غيرهِنّ من النساء.

مخاطر الختان: وهي نادرة جدًّا، ففي بعض الحالات قد يتم قطع جزء طويل من القلفة؛ ما يؤدّي إلى انطمار القضيب. كذلك

أحيانًا قد يتم قطع جزء قصير للغاية؛ ما قد يؤدّي إلى إعادة إجراء الختان مرة أخرى. قد يتعذّر شـفاء القلفة على النّحو المناسب، وقد يلتصق الجزء المتبقّي من القلفة بطرف القضيب؛ ما يتطلّب لاحقًا عملًا جراحيًا ثانويَّ النزيف والالتهاب.

عملية الختان: تستمرّ حوالى 15 دقيقة، حيث يجب إجراؤها بأدوات معقّمـة خوفًا من الاختلاطات، ففي بعض الدّول هناك أشخاص ليسوا أطبّاء يقومون بإجراء الختان، لذلك على الأهل الحذر لأنّه إذا لم يَجرِ الختان بأيدٍ خبيرة؛ فإنّ الطفل وحده يدفع الثمن. ويجب أن نعرف بأنّ الطبيب بعد سـن السـتة أشهر، من النـادر أن يوافق على إجـراء الختان بدون بنج. ويُجرى الختان عادة ما بين 1–14 يومًا من الولادة، ويُفضّل أن يُجرى في الأسبوع الأول، لأنّـه في هذه الفترة العمريّة حسّ الألم يكون قليلًا جدًّا، والتئام الختان يتم عادةً من 7–14 يومًا.

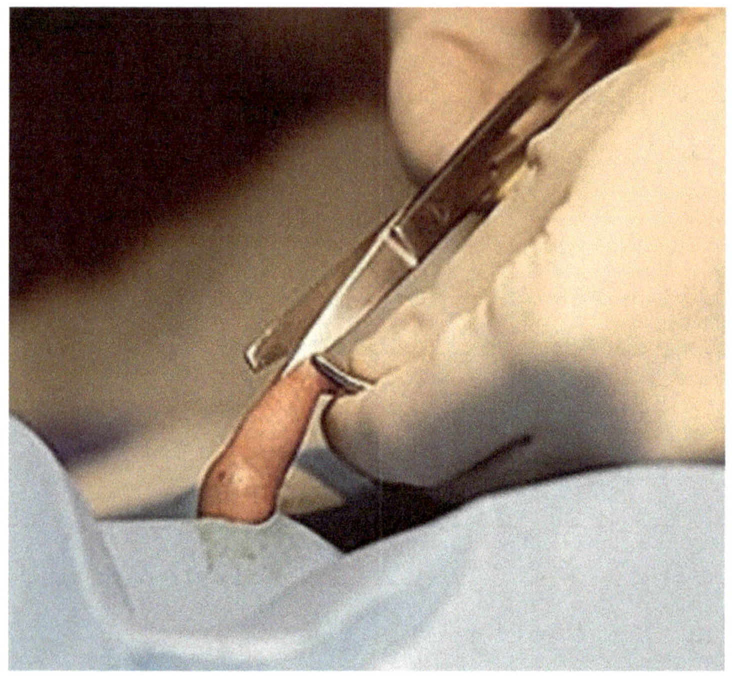

يُوضـع الطفل بوضعيّة الاسـتلقاء، وتُثبَّـت يديه ورجليه بلاصق خاص، وبلطف شديد يُنظَّف القضيب والمنطقة المحيطة بــه بمطهّر، ثم يوضع مخـدّر موضعي. يتم إزالة الجلد [القلفة] التـي تغطي رأس القضيب عن طريق وضع مشـبك حول رأس القضيـب، ثم يوضع مرهم قد يحتوي أحيانًا على مضاد حيوي، ثم يلف بالشاش المعقّم.

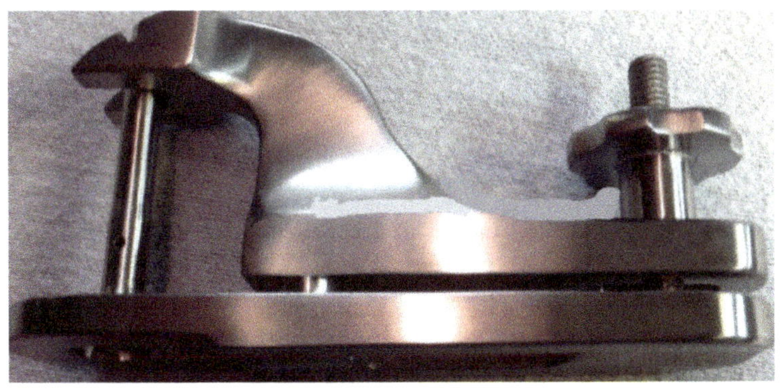

جهاز يُستخدم أحيانًا لإجراء الختان

نصائـح للأهل: عدم الهلع إذا لوحظ في السـاعات التالية للختـان أنّ طرف القضيب متوذّم، أو ظاهر باللّون الأحمر، لأنّ ذلك طبيعيّ ويختفي خلال أيام قلائل بعد مرور 24 ساعة. يمكن البـدء بإجراء مغاطس من الماء مع القليل من البيتادين، للحفاظ على المنطقة نظيفة قدر الإمكان وتنظيفها بالماء الدافئ، وعند كل تغييـر للحفّاظ يجب تغيير الضمـادة، والتأكّد من أن يكون الحفّـاظ فضفاضًا لتجنّب الالتصاق به. أحيانًا قد يُلاحظ وجود قشـرة تكون صفراء على طرف القضيب، يجب تنظيفها بلطف ووضـع الفازلين أو كريم يحتوي على مضاد حيوي. يجب عدم استعمال مناديل الأطفال حتى التئام الختان.

متـى يجب رؤية الطبيـب: يجب رؤيته فـورًا في حالات النزف المسـتمرّ، أو في حال خـروج إفرازات، أو رائحة كريهة

من القضيب، كذلك يجب رؤيته إذا بقي الطفل 24 ساعة دون تبوّل بعد الختان.

وأخيرًا، لا بُدَّ من ذِكر ملاحظة مهمّة، أنّه يمكن إجراء الختان للأطفال الأكبر سنًّا وللبالغين، للوقاية من الأمراض والالتهابات التّناسليّة، ولكن في الوقت نفسه يجب الأخذ بعين الاعتبار، أنّ الختان كلّما تأخّر؛ كلّما أصبح أكثر تعقيدًا، وكلّما أُجريَ باكرًا؛ كان أكثر سهولة وأقلّ ألمًا. وهنا لا بُدَّ من الإشارة إلى أنّ تأخير الختان إلى عمر حوالى الخمس سـنوات وإجراءه بعد ذلك؛ قد يسبّب مرضًا نفسيًّا للطفل، لأنّه في هذا العمر يكون لديه الشعور بالخوف من الإخصاء.

أيضًا هناك بعض التّسـاؤلات التي تُطرح عن تأثير الختان علــى الخصوبة والإنجـاب، حيث أنّه لا يوجد أيّ علاقة مطلقة متّصلة بهذا الموضوع.

وهنــاك جمعيّات كثيـرة مناهضة لإجـراء الختان، وهناك جمعيّــات مؤيّدة له، وكلٌّ منهم يعتقد أنّه يعمل لمصلحة الطفل والمجتمـــع، ولكن الكلمة الفصل في هذا الموضوع هي للأهل بالدرجة الأولى، ومن ثم للطبيب بغضّ النظر عن أيّ شيء آخر...

الفتق السّرّيّ أو فتق الصّرّة..
Umbilical hernia

إن بروز السّرّة إلى الخارج لدى كثير من الأطفال عند البكاء هي علامة كلاسـيكيّة على فتق السّـرة (Umbilical hernia)، وهي حالة شـائعة جدًّا عند حديثي الولادة وحتى حوالى الأربع سنوات، لكنّها ليست خطيرة في معظم الحالات، لأنّ هذا النوع من الفتق من الصعب أن يختنق.

يحدث الفتق السّرّيّ عندما يبرز أو ينتفخ جزء من الأمعاء من خلال منطقة ضعيفة في عضلة البطن، في منطقة السّـرّة تحديدًا، حيــث يحدث نقص انغلاق في صفاق الحلقة السّـرّيّة، والفتق السّرّيّ كما ذكرنا، هو حالة شائعة جدًّا بين الأطفال الرّضّع، لكنّه موجود أيضًا لدى البالغين.

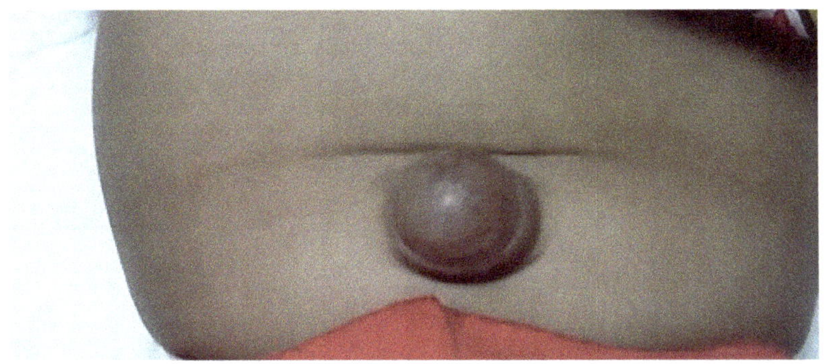

في معظم الحالات، يغلق فتق السّرّة من تلقاء نفسه حتى عمر السّنة، إلّا أنّ الشفاء يحتاج إلى فترة أطول في نحو 10٪ من الحالات، وفي الحالات التي لا يختفي فيها فتق السّرّة تلقائيًا حتى سن 4 سنوات، أو عندما يظهر في سن متقدّمة، فمن الضروري تصحيحه بواسطة عملية جراحية، لمنع حدوث مضاعفات وخاصة عند الفتيات.

أعراض الفتق السّرّيّ

يُحدث الفتق انتفاخًا طفيفًا، أو نتوءًا ليّنًا بالقرب من السّرّة، ويتراوح قطر النّتوء عادةً، بين سنتيمتر واحد وخمسة سنتيمترات.

ومن الممكن مشاهدة الفتق السّرّيّ عند الرّضّع أثناء البكاء أو بذل مجهود بسيط، وقد يختفي النّتوء عندما يهدأ الطفل ويكفّ عن البكاء، عندها يخفّ الضغط داخل جوف البطن، أو عندما يستلقي على ظهره.

ولا يسبّب الفتق ألمًا عند الأطفال عادةً، ولكن أحيانًا منظر الانتفاخ يجعل الأهل في حالة استنفار دائمة. أمّا الفتق السّرّيّ الذي يظهر لدى البالغين فقد يسبّب شعورًا بعدم الارتياح في البطن.

أسباب وعوامل الفتق السّرّيّ

خلال فترة الحمل، وفي حوالى الأسبوع العاشر، يتم دخول الأحشاء إلى جوف البطن، ويغلق في منطقة السّرّة ما حول الحبل السّــرّيّ (Umbilical cord)، المكوّن من أوعية ومادة شــبيهة بالهــلام حيــث تنقلب فيما بعد، حيث تتحــوّل إلى أربطة حول السّــرّة تتقوّى بواســطة الألياف العضليّة، ولكن أحيانًا تبقى هذه النقطة ضعيفة لسبب ما، ونتيجة البكاء يدفع الأحشاء خارجًا من خــلال فتحة صغيرة فــي عضلة بطن الطفل، وتنغلق هذه الفتحة عادةً قبل الولادة، لكن عندما لا تلتقي (تلتحم) العضلات بشكلٍ تام وكامل في خط الوسط، تنشأ منطقة. تلك المنطقة الضعيفة في جدار البطن التي ذكرناها سابقًان ويمكن أن تسبّب الفتق السّرّيّ عند الولادة، أو في وقت لاحق من الحياة. كذلك قد يكون راجع لوجــود عيب خلقي في تكوين جدار البطن، أو يُعزى الأمر إلى وجود جينات وراثيّة.

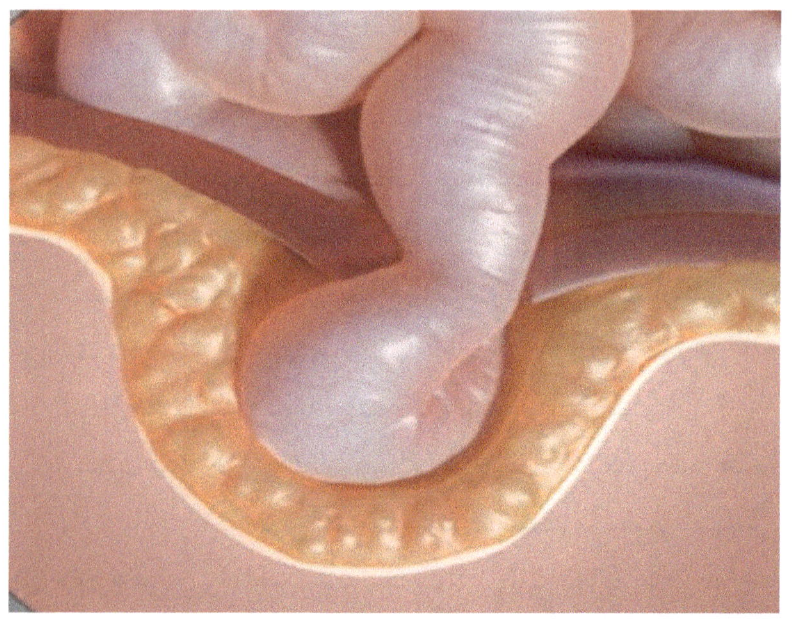

أمّا عند البالغين، فقد يؤدّي الضغط الشديد في منطقة البطن إلى الفتق السّرّيّ، وأسبابه وأعراضه مختلفة تمامًا عن أسباب وأعراض الفتق السّرّيّ لدى الأطفال.

وإجمالًا، يُشكّل الفتق حالة شائعة جدًّا بين الأطفال، وخاصة الخدّج، وبين الرّضّع منخفضي الوزن عند الولادة، وقد يحدث الفتق السّرّيّ لدى الفتيان والفتيات، على حدٍّ سواء. في الولايات المتحدة الأمريكية لوحظ وجوده عند العرق الأسود أكثر من غيرهم.

المضاعفات

مضاعفات الفتق السّـــرّيّ عند الأطفال نادرة جدًّا حيث قد تبقى أنسـجة البطن محصورة في الخارج، وتفشـل في الاندفاع مجدّدًا إلى داخل تجويف البطن، وهذا مرتبط بحجم فتحة الفتق، ونتيجة لذلك ينحصر الجزء من الأمعاء الخارج من الفتحة فيؤدّي إلى انخفاض تزويد الدم إلى الجزء المحصور، ما قد يسبّب ألمًا في السّرّة وضررًا للأنسجة وهذا ما يُدعى بالفتق المختنق، وهنا لابُدَّ من الإشارة إلى أنّ الاختناق في الفتوق السّرّيّة عند الأطفال نادرة.

ولا بُدَّ لنا من الإشارة أيضًا إلى أنّ انحصار الأنسجة وانسداد الأمعاء هي أكثر شـيوعًا عند البالغين، وغالبًا ما تستدعي إجراء عملية جراحية عاجلة للفتق، من أجل معالجة هذه المضاعفات.

التشخيص

يمكن تشخيص الفتق بواسـطة الفحص الجسدي للطفل، حيث يلاحظ انتفاخ في منطقة السّـرّة أثناء بكاء الطفل، ويمكن ملاحظـــة ترهّـــل الجلد في منطقة السّـرّة في حـال كان الطفل مسـترخيًا وخاصة في الفتوق الكبيرة، وخلال الفحص الجسدي يجب تعليم الأهل لرد الفتق إذا اقتضت الضرورة لذلك، ويجب تنبيه الأهل لعدم الانجرار إلى الأخطاء الشّائعة والمتناقلة من جيل

إلـى جيل، كوضـع قطعة نقديّـة معدنيّة في فتحة الفتق والضغط عليها بواسطة قطعة قماش، لما لذلك من خطر تجميع الجراثيم في منطقة السّـرّة والتّسـبّب بالالتهاب، أو تحسّس جلد السّرة، وكذلك لتلافـي الخطر الأكبر عند وضع القطعة المعدنيّة، التي قـد تضغط على جزء مـن الأمعاء الخارجة من الفتحة، وبالتالي التّسـبّب باختناق الفتق. كذلك يُمنع منعًا باتًّا استعمال الحزام الذي يوضع على السّـرّة، للأسـباب ذاتها التي ذُكرت في حال وضع القطعة المعدنية، وبشكل عام فإنّ الفتق السّرّيّ غير مؤلم ولا يسـبّب البكاء للطفل، إنّما فقط يسـبّب التّوتّر والقلق للأهل لأنّ بكاء الطفل قد يكون بسبب آخر مختلف، لكنّ الأهل طبعًا يظنّـون أنّ بكاء وصراخ الطفل ناجم عن توتّر الفتق، وطبعًا هذا غير دقيق. في أغلب الحالات ينغلق فتق السّرة تلقائيًا وذلك حتى عمر السنتين، وهذا الأمر متعلّق بحجم الفتق، إلّا أنّه إذا كان حجم الفتق ما يزيد عن أربعة سـنتمترات أو ما يسمح بوضع أصبعين فـي فتحة الفتق، فهو غيـر قابل للانغـلاق وبحاجة للجراحة. كذلـك للتّحقّق من عدم وجود مضاعفات، من الضروري إجراء بعض الفحوص المتمّمة، أي فحص دم أو تصوير، مثل التصوير الصوتـي (Ultrasound) للبطـن، وذلـك للتأكّد من أنّ جميع أعضـاء جوف البطـن طبيعيّة، ولا يوجد أيّ تشـوّهات ولادية مرافقة. وهذه الفحوصات ضروريّة لما قبل الجراحة.

علاج الفتق

في معظم الحالات، ينغلق فتق السَّـرَّة تلقائيًا حتى سن سنة واحدة أو أكثر قليلًا، لذلك هنالك من يفسح المجال للطفل حتى عمر الثلاث سنوات على أمل أن يغلق الفتق.

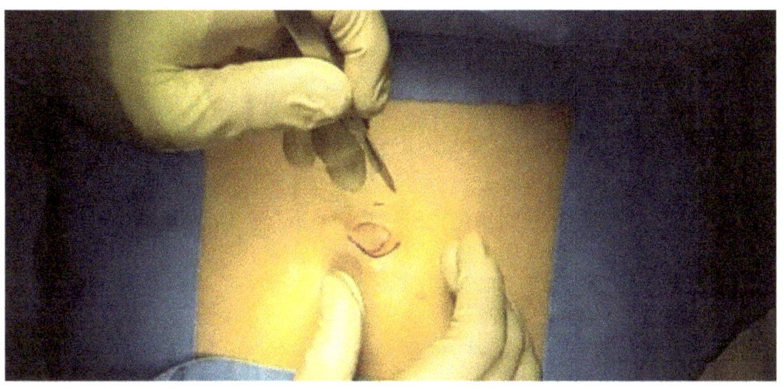

ويتم اللّجوء إلى إجراء الجراحة للأطفال فقط في الحالات التي يكون فيها فتق السَّرّة كبيرًا ويسبّب الألم، أو في الحالات التالية:

- ازدياد حجم الفتق بعد سن عام أو عامين.

- عدم اختفاء الفتق بعد سن الرابعة.

- أن يكون سببًا بتململ الطفل وانزعاجه الدائم، أو في حالة الاقياءات والألم.

- انحصار النّتوء، أو تسبّبه في انسداد الأمعاء.

- ازدياد حجم الفتق بعد عام أو عامين بدلًا من الانغلاق.

- كل فتق سرّيّ وبأيّ عمر، يقبل دخول اصبعين في حلقته يحتاج إلى عمل جراحي.

- إجـراء الجراحة عند الإنــاث إذا ما وجد الفتق بعد عمر الثلاث سنوات، لما لذلك من أهمّيّة عندها وخاصة بعد الزواج وفي فترة الحمل.

إنّ جراحة الفتق هي من العمليّات البسيطة وتُسمّى جراحة اليوم الواحد، حيث يغادر الطفل المشفى في اليوم نفسه، ولكن في حالات نادرة قد يبقى إلى اليوم الذي يليه.

يتــم العمل الجراحي عن طريق فتح شـــقّ صغير في قاعدة السّرّة على شكل هلال، حيث يتم إدخال الأمعاء إلى مكانها، ثم تصحيح وتقوية النقطة الضعيفة، وتقريب حواف الحلقة الصفاقية بواسطة قُطب متفرّقة ثم خياطة الشّقّ وإغلاقه.

اختلاطات الجراحة

الاختلاطــات نادرة، ولكن نذكر منهـا الالتهاب في مكان الجرح، وأن ينكس الفتق أو يشـــمل إغلاق وخياطة الشـــقّ جزءًا بسـيطًا من النّتوء (نعني جزءًا من الأمعــاء)، ما يؤدّي إلى تأذّي

الأمعاء، وقد يؤدّي إلى انثقابها أو انسـدادها وهو اختلاط نادر، خاصة إذا أُجريت الجراحة بأيدٍ خبيرة.

الفتوق الحجابيّة الولاديّة

هي من التّشـــوّهات الولاديّة ذات الوفيات العالية جدًّا وفي أفضل المستشفيات. حيث أنّ وسطي الوفيات ما فوق الخمسين بالمئة، آخذين بعين الاعتبار التّشـــوّهات الولاديّة المرافقة والتي تتخطّى نسـبتها الأربعيـــن بالمئة. في هذه الحالة تصعد نسبة الوفيات إلى ما فوق الثّمانين بالمئة، وذلك بسبب وجود انكماش رئوي أو تشوّهات وِعائيّة.

يُشــكّل الحجـاب الحاجز خــلال الحيـاة الجنينيّة ما بين الأسـبوع الثّامن والأسبوع العاشـــر، ويتم ذلك عن طريق التئام الثّنيّات الجنينيّة والبريطوانيّة مع الحجاب المعترض، فإذا حدث أيّ خلل في هذه الآليّة فإنّ القناة البطنيّة الصدرية تبقى مفتوحة، وهـــذه الفتحة تُسـمّى (فتحـــة بوكدالك)، ومن هنا ينشــأ الفتق الحجابي الولادي وهو الأكثر مصادفة، ويُسـمّى (فتق بوكدالك).

ولا بُدَّ من الإشارة إلى أنّ الأمعاء تثبت في جدار البطن أيضًا في الأسـبوع العاشر، وأيضًا حوالى الأسبوع الخامس عشر يتم تكوّن الرّئة، فإذا ما بقيت قناة بوكدالك مفتوحة؛ يدخل جزء من الأمعاء أو المعدة، والطّحال، وجزء من الكبد أيضًا، لذلك يندفع القلب نحو الأمام من خلال تلك الثّقبة التي تتموضع عادةً على الحانب الأيسـر من الجسم، فتضغط على الرّئة وتُعيق تطوّرها

وتكوّنها؛ ما يؤدّي إلى ضمورها والتسبّب بصعوبات شديدة في التّنفّس؛ ما قد يودي بحياة الطفل بعد قليل من ولادته. لذلك فإنّ أكثر أسباب الوفيات عند هؤلاء الأطفال، الأذيّة الشديدة للرّئة خلال تلك المرحلة من النّموّ، وفي بعض الأحيان تكون تلك الفتحة مغطّاة بجزء من البريطوان، ففي هذه الحالة تصبح الأعضاء الدّاخلة في الفتحة مغلّفة بغشاء مصلي.

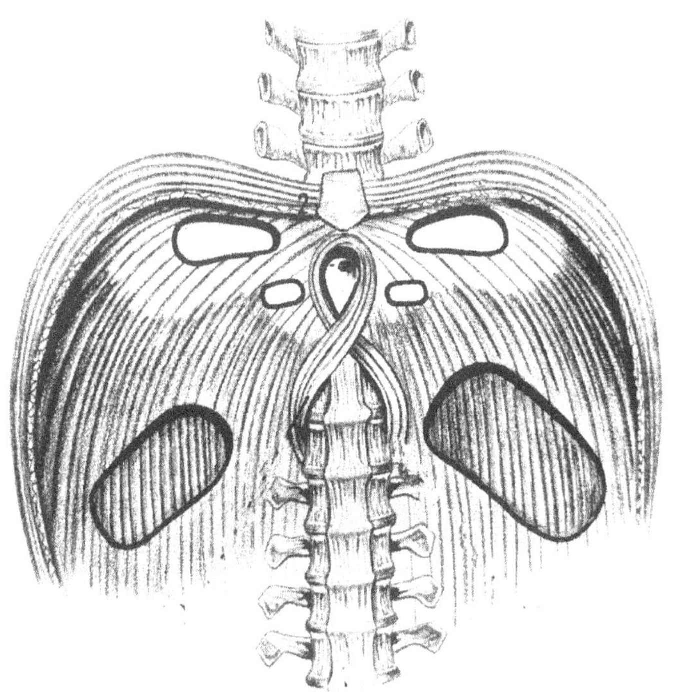

تُشاهَد الفتوق الحجابيّة في النّاحية اليُسرى بنسبة عشرة إلى اثنتي عشــرة ضعف مشاهدتها في النّاحية اليُمنى. وأحيانا تلتقي الوريقتين البريطوانيّة والجنينيّة في منطقة الخلف أسـفل القص؛ فيتكــوّن فتق (مورغاني). بلُغة مبسَّــطة، يحدث الفتق الحجابي بشــكل عام عندما تفشل عضلة الحجاب الحاجز -وهي العضلة التي تفصل الصدر عن البطن- عن الانغلاق بشــكل كامل وتام أثناء النّموّ السّــابق للــولادة، عندها تنتقل بعض أعضاء الجوف البطنــيّ إلى الصدر، كالكبد، والمعدة، والقولون، وتضغط على المســافة المخصّصة للرّئة؛ فتــؤدّي إلى أعراض تكون بالدرجة الأولــى تنفّســيّة أو وِعائيّــة، ما يؤدّي إلى نقص تنسّج رئويّ، وإنخماص الرّئة أو ارتفاع ضغط الدم، ومن ثم مشاكل هضميّة، وتختلف شــدّة الأعراض إلى نوع وكبر فتحة الفتق، وإذا كان له كيس أم لا. إذًا من خلال ما ذُكر نستنتج أنّه هناك فتق (بوكدالك)، كذلك فتق (مورغاني)، وهناك أيضًا نوع آخر هو الفتق الحجابيّ المــريء، وهناك أيضًا نوع آخر ألا وهو الفتوق الرّضّيّة. لكن ما يهمّنا في هذا البحث فتق بوكدالك، لأنّه الأكثر مشاهدةً.

أعراض هذا الفتق وشدّتها تختلف حسب نوع الفتق وسِعته، وما إذا كان له كيس أو بدونه، حيث تظهر عند الولادة مباشــرةً، هذا إذا لم يتم التشــخيص خلال الحياة الجنينيّة للمولود. ومن الأعراض: الزّرقة، وضيق نفس شــديد، مع عدم سماع أصوات

التّنفّس في الجهة المُصابة، ويكون البطن زورقيّ الشَّــكل، ومن خلال الصورة الشّعاعيّة البسيطة يمكن ملاحظة الأمعاء والغازات داخلها.

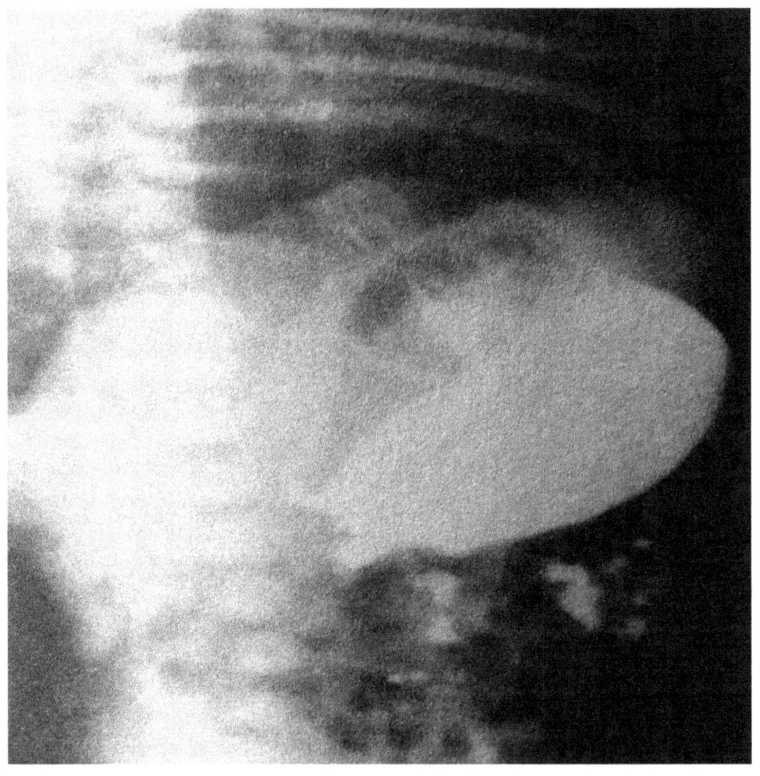

التشخيص المبدئيّ يحدث عادةً ما قبل الولادة، وذلك عن طريق الصورة الصّوتيّة داخل الرّحم، التي تُجرى بشــكل روتينيّ للحامل، وقد ســهّلت هذه الوسـيلة الاعتنــاء الجيّد والتحضير بشكّل ملائم لوقت المُولادة، وذلك بوجود فريق طبّيّ متعدّد عند

الــولادة، وأحيانًا قد نلجأ إلى إجراء التصوير المغناطيسيّ، من أجل مشــاهدة صور مفصّلة لأعضاء وأنســجة الجنين، وكذلك هنــاك مــن يلجأ للاختبارات الوراثيّة، حيــث من خلالها يمكن بالإضافة لذلك تحديد التغيّرات الجنينيّة إذا ما وُجدت.

إذا كانت الأعراض الدّورانيّة والتّنفّسـيّة شـديدة حيث قد نُشــاهد صعوبة تنفّس تصاعديّة كما ذكرنا، ما يُهدّد حياة الطفل، ويُعــدّ ارتفاع ضغط الدم الرّئويّ المســتمرّ سـببًا لعدم وصول كمّيّة كافية من الدم إلى الرّئتين، وبالتالي يُعتبر السـبب الرئيسي للوفــاة لديهم، وفي هذه الحالة لا بُدّ من إجراء العمل الجراحي الفــوري عن طريق توجيــه الأعضاء الرجوع إلى البطن، وإجراء الإغلاق للفتحة الموجودة في الحجاب الحاجز. وفي الحالات الخطيرة جدًّا - طبعًا إذا ما سمحت حالة الطفل - يُجرى تداخل داخل الرحم باستعمال منظار الأجنّة، وذلك لتحسين النتائج مع الأخذ بعين الاعتبار أنّ العمل الجراحي المتسرّع يؤدّي إلى سوء وتدهــور الحالة العامة، وخاصة من ناحية التهوية الرئوية، لذلك علينا أن نحاول معرفة مدى القصور الوظيفي الرئوي، والأوعية الدموية التي تُغذّي الرئتين، وبذلك نسـتطيع تحديد نسبة الحياة بشكل معقول. ولا بُدّ من الإشارة إلى طريقة العلاج التي تعتمد علــى الإغلاق القصبي بالتّنظيــر الداخلي للجنين، الذي يُجرى فـي الثلــث الأخير من الحمل، حيث يتم إجراء شـقّ صغير في

بطن الحامل، ثم شقّ صغير في الرحم، حيث يتم إدخال أنبوب جنينيّ وفي نهايته كاميرا عبر فم الطفل، ثم يوضع بالون ينفتح فيتدفّق السائل الأمنيوسي إلى داخل رئتي الطفل وخارجها، ثم ينفخ البالون السائل المتدفق، يُحفّز الرئتين ويساعد على نموّها. وبعد فترة من هذا الإجراء نلجأ إلى المرحلة الثانية، ألا وهي إزالة البالون، بحيث يصبح الطفل جاهزًا لاستنشاق الهواء بعد الولادة، وهذه الطريقة غير معمّمة على جميع الحالات، وهي تُجرى على الطفل بعد تقييم حالته بشكل دقيق، والتأكّد أنّ هذا الجنين مؤهّل لهذا الإجراء. وبالمختصر يعتمد الإصلاح الجراحي الخلقي بعد الولادة على درجة نموّ الطفل بعد الولادة، ويمكن أن يحدث لدى الطفل بعد بضعة أيام من الجراحة، حساسيّة شديدة للضّوضاء والحركة، لذلك يُفضّل تركه لفترة في العناية المركّزة، ومن الضروري متابعة هؤلاء الأطفال على المدى الطويل بعد العملية أو الجراحة. قد يحتاج الأطفال الذين لديهم مشكلة مهدِّدة للحياة، إلى علاج يُسمّى (الأكسجة الغشائيّة) خارج الجسم، حيث تُعطى في هذه الطريق فرصة للراحة والتعافي.

ولا بُدّ من الانتباه والاستقصاء عند هؤلاء الأطفال، لإمكانية وجود تشوّهات خلقيّة ولادية مرافقة لهذه الحالة، لتشخيصها ومعالجتها في الوقت المناسب.

مضاعفات المرض: طبعًا بالإضافة إلى المضاعفات الرِّئويّة، يُشـاهَد أيضًا بعض المشـكلات المتعلّقة بالمعـدة، والأمعاء، والكبد، كذلك أمراض القلب، ويُلاحظ تغيّرات في جذر الصدر، وانحنـاء في العمود الفقـريّ، أو تأخّرات في الملكات العقلية، وتأخّر وصعوبة في التعليم، وعلينا أن لا ننسى مشكلات النّموّ، والارتجاع المريئي، والعدوى المتكرّرة، واضطرابات السـمع. أخيرًا، يجب أن لا ننسى أنّه يجب متابعة ورعاية المصابين على المـدى الطويـل، لكي نضمن لهم رعاية سـريريّة أفضل وحياة طبيعية قدر الإمكان. بما أنّ هذا التّشوّه الخلقي عند الجنين يمكن تشـخيصه خـلال فترة الحمل، وعند معرفـة أنّ طفلك مصاب بهذا المرض حتمًا سـيخطر على بالك الكثير من الأسئلة، وقد تراودك فكرة سيّئة، وهي التّخلّص من الحمل! لا شكّ أنّها أفكار سوداويّة لا يجب التفكير بها إطلاقًا، بل يجب مواجهة الأمر بكل ثقة وحزم، وطبعًا سيقوم الطبيب المشرف بدعمك والإجابة عن كل تسـاؤلاتك، وعن وضع الجنين، وشـدّة حالته، وعن كل ما سيحتاج إليه الطفل من علاج واهتمام.

أمّا باقي أنواع الفتوق التي ذُكرت سـابقًا، تتميّز بالاقياءات المعنـدة منذ الولادة مترافقة مع عسـرة بلـع، وأحيانًا نزف تالٍ لتقـرّح في المـريء مع نقص وزن وفقر دم، ومن هنا نستنتج أنّه يجب الشـكّ بوجود فتق حجابي مريئي عند كل طفل عنده

إقياءات معندة منذ الولادة مباشرة، ويتم التشخيص بالصورة الشعاعيّة، ويجب تفريق هذه الحالة عن القلس المعدي المريئي الفزيولوجي، وهنا لا بُدَّ من ذِكر أنّ الفتوق الصغيرة، قد تذهب إلى الشفاء تلقائيًا خلال السنة الأولى من العمر، وذلك عن طريق المعالجة المحافظة، وإبقاء الطفل في وضعيّة ما بين نصف الجلوس وخمس وأربعين درجة في فترة اليقظة والنوم، كذلك وأن يكون طعامه لزجًا أو سميكًا، طبعًا بالإضافة إلى الحليب. وإذا فشلت المعالجة المحافظة عندها لا مناص من اللّجوء إلى العمل الجراحي.

ويجب التفريق ما بين الفتوق الحجابية الصغيرة، والقلس المعدي المريئي، حيث أنّ الخلل الحاصل هنا يكون في الوصل المعدي المريئي الذي يؤدّي إلى إقياءات مستمرّة منذ الولادة، وقد تحدث بين الوجبات أو أثناء الطعام، وتكون على شكل قلسيّة وليست نافوريّة، كما يحصل في حالة تضيّق البوّاب الضخامي، كذلك ليست صفراوية إنّما إقياءات عاديّة، لكن أحيانًا تكون ممشحة بقليل من الدم، وفي بعض الحالات تكون إقياءات على شكل طحل القهوة، لكن لا تترافق بزيادة حموضة معديّة، وتكون على عدّة أشكال، فأحيانًا تظهر على شكل قلس في الأسابيع أو الأشهر الأولى من الحياة، وتترافق بنقص تغذية وتأخّر نموّ، وإنتانات متكرّرة تالية للاستنشاق الرئوي. وهنا نشير

أنّ تلك الأعراض تزول عند الكثير من هؤلاء الأطفال بعد السّنة الثالثة من حصولهم على الشـفاء العفويّ، والأعراض الموجودة عند الأطفال الصّغار وحديثي الـولادة، تختلف عمّا هي لدى الأطفـال الكبـار. حيث تتجلّى الأعراض عنـد الأطفال الكبار بعسـرة بلع، مترافقة بحرقة شـديدة خلف القصّ مع تجشّؤات، وعند هؤلاء لا يحدث الشفاء العفويّ إنّما يحتاج إلى العلاج.

لذلك يجب دائمًا التفكير بالقلس المعدي المريئيّ عند كل طفل لديه إقياءات معندة على المعالجة ولا تفسـير لها، كذلك لا ننسـى نقص التغذية، وتأخّر النّموّ مع إنتانات متكرّرة أيضًا، وفاقة دموية، وعندما لا تُشـخّص الحالة بشكل باكر وسليم، مع الأسف، عندها قد نصل إلى حالة فتح بطن غير ضروريّة، نتيجة تشـخيص مُتأخّر وخاطئ لانسداد أمعاء، أو الشك بتضيّق بوّاب ضخامي، لأنّ الأعراض في كلتا الحالتين تكون متشابهة.

وفي الحالة الثانية هي تأخّر العلاج؛ الذي يقود إلى حصول التهاب مريئيّ، وقرحة مريئيّة. التشخيص عادةً يكون سريريًّا، ولكن مترافـق مع فحوصات متمّمة كاللّقمة الباريتيّة، ودراسـة منطقة الفـؤاد، والتأكّد من عـدم وجود فتق انزلاقي مرافق قد يزيد من سوء الحالة، ولا بُدَّ من ذكر أمر مهمّ أنّ دراسة الصور الشعاعيّة تتطلّب عيّنًا خبيرة المعالجة. كما ذكرنا أنّ حوالى أربعين بالمئة من الأطفال حتى السـنة الثالثة يحصلون على شـفاء تلقائي، أمّا

باقي الأطفال، فنلجأ بالدرجة الأولى، طبعًا بعد وضع التشخيص السَّــليم، إلى المعالجة المحافظة وبالدرجة الأولى وضع الطفل بوضعيّة نصف الجلوس ليلًا ونهارًا، وإعطائه وجبات من الطعام سميكة ما أمكن. وعند فشل المعالجة المحافظة نلجأ إلى العلاج الجراحــي، كذلك في حال وجود فتق انزلاقي لا بُدّ من العلاج الجراحي.

تضيّق البوّاب الضخامي...
Pyloric Stenosis

إن تضيّــق البوّاب الضخامي عند الأطفال هو حالة جراحية هامّة وذلك لكثرة مصادفتها. إنّ الأسباب غير معروفة بعد، وهناك من يعتقد أنّ أخذ الطفل في الأشــهر الأولى من حياته مضادات حيويّة، كالاريترومايسين لمعالجة السعال الديكي، قد يكون من الأسباب، أو أن تأخذ الأم المضادات الحيويّة في الأشهر الأخيرة مــن الحمـــل، أو تدخين الأم خلال فترة الحمـــل، من العوامل المؤدّيــة إلى المرض، وقد يكـــون للإرضاع بالحليب الصناعي دورًا، والعوامـــل الوراثيّة لها أهمّيّتها ومكانتها في هذا المرض، وهناك المزيد من النّظريّات المذكورة بهذا الخصوص وهي غير ثابتة. من الثّابت أنّ التّضيّق يبدأ بتشكُّل ورم كاذب حول البوّاب، يسبّب الإقياء وتأخّر إفراغ المعدة باتّجاه الأمعاء.

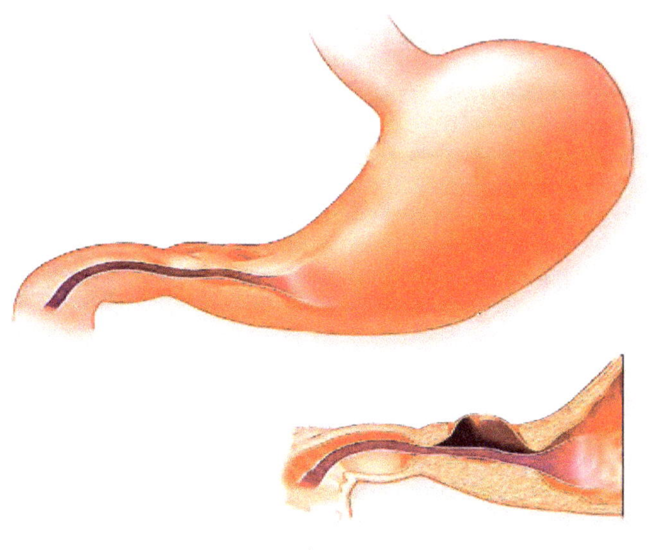

نسبة الحدوث هي 1/ 500 ولادة حيّة، حيث تبدأ الأعراض في الأسـبوع الثالث من العمر، وإنَّ الذكـور يصابون أكثر من الإناث بنسـبة ¼، يُشـاهَد عند الخدج بنسبة أكثر من المولودين بتمام الحمل.

قبل كل شيء يجب معرفة ما هو البوّاب: البوّاب هو صمّام عضلـيّ موجـود ما بين المعدة والأمعاء الدقيقة، حيث يسمح هذا الصمّام بخروج السـوائل والطعام مـن المعدة إلى الأمعاء الدقيقة، وطريقة عمله تتلخّص بأنّه يتقلّص للحفاظ على الطعام في المعدة لكي يهضم، ومن ثم يسـترخي لكي يسـمح للطعام

بالخـروج باتّجـاه الأمعاء. والذي يحدث فـي هذا المرض هو تضخّـم الأليـاف العضليّة لهذا الصمّـام، وإحداث ضغط على المخاطيّة، ما يؤدّي إلى سدّ أو إقفال هذا الممرّ بشكل جزئي أو كلّيّ، وبالتالي عدم خروج الطعام المهضوم من المعدة.

الأعراض

تبـدأ الأعراض بالظهـور ابتداءً من الأسبوع الثاني حتى الثامـن، وليس هنـاك مانع من رؤية حالات تبدأ منذ الولادة، كذلك هناك حالات متأخّرة شوهِدت بعمر أربعة أشهر وما فوق، وهذا طبعًا يتوقّف على التشـخيص المُبكر للمرض، الذي يبدأ على شـكل إقياءات متكرّرة وقويّـة، وتكون نافوريّة وخالية من الصفراء، وفي بعض الأحيان فيها بعض الخيوط الدّمويّة، ونرى بعد الرضعة بوقت قصير تقلّصات على شكل تموّجات في الجزء العلوي من البطن، ناتجه عن تقلّص العضلة التي تحاول إدخال الطعـام إلى الأمعاء الدقيقة. يتراجـع نموّ الطفل، وينقص وزنه علمًـا أنّه بحالة جوع دائم وتلهّف مستمرّ للرضاعة وحتى مباشرة بعد الإقياء، كذلك يترافق مع إمسـاك وتجفاف متسـارع، نتيجة الإقياءات المتكرّرة، ما يودي بالطفل إلى قلاء الدم الاستقلابي. ونلاحـظ أنّ تغيير الحفّاظات لدى الأطفال المرضى، أقلّ بكثير من تغييرها لدّى الأطفال الأصحّاء بنفس العمر. وأحيانًا قد يكون بكاء الطفل بدون دموع.

التشخيص

عند فحص الطفل يمكن الشعور بكتلة البوّاب المتضخّمة، وتُسمّى (الزيتونة) التي يمكن جسّها أحيانًا في المنطقة الشرسوفيّة، وأحيانًا أخرى تحت الكبد إلى أيمن الخط البطني المتوسّط، ويُؤكّد التشخيص على إجراء صورة شعاعيّة، بعد إعطاء مادّة ظليلة مخفّفة بالرّغم من مخاطرها، فهي وسيلة دقيقة للتشخيص، حيث يظهر انحباس هذه المادة في المعدة لساعات، ثم تبدأ بالمرور بشكل خيطي عبر البوّاب، كذلك يمكن إجراء سونوغرام أو الإيكو وذلك لتحديد الزيتونة البوّابيّة، حيث يشاهد زيادة حجمها، حيث أنّ طول القناة البوّابيّة يكون أكثر من 15 ملم، وعرض البوّاب أكثر من 14 ملم، وسماكة العضلة أكثر من 4 ملم.

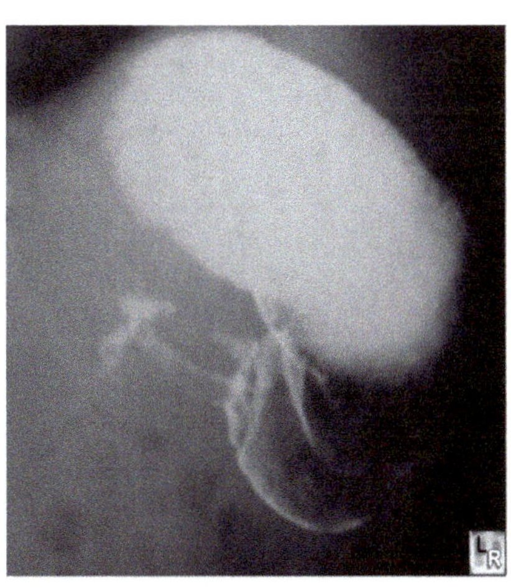

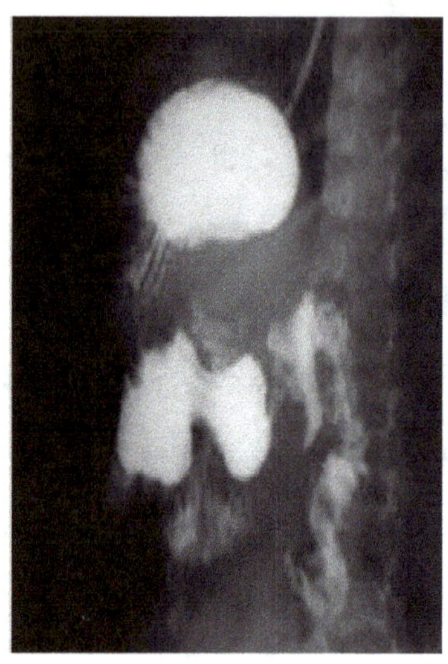

العلاج:

هـــو دومًا جراحي، حيث يجب قبل إجراء العمل الجراحي تحسين حالة الطفل العامّة، وإصلاح التجفاف، ويتم ذلك خلال 12-24 ساعة، ويجب إجراء غسيل للمعدة، لإزالة بقايا الحليب والمادّة الظّليلة التي اسـتُخدِمت خلال التشخيص الشّعاعيّ، ثم ترك أنبوب أنفي معدي مفتوح بحجم 16 ف، وذلك لإزالة البقايا وإعطاء المصول السـكرية والملحية، بنسبة 200 ملغ لمدّة 15-16 ساعة، ويجب إصلاح الشوارد وخاصّة البوتاسيوم، وإصلاح القلاء الاستقلابيّ الدموي الحاصل نتيجة الإقياءات المتكرّرة.

أمّا بالنسـبة للعلاج فهو الجراحـي، والطريقة المتّبعه هي

طريقة (فريدت – رامشـتد) عن طريق إجراء شـقّ معترض في الربع العلوي الأيمن للبطن، ومن ثم يستخرج البوّاب المتضخّم ويُجرى قطع طولي للعضلة المتضخّمة، وذلك في النقطة الأقلّ ترويـة، وتُبعد العضلـة عن بعضها بلُطف شـديد، وذلك لفكّ أسـر المخاطية المضغوطة بالعضلة البوّابيّة إلى أن ينفتق الغشاء المخاطي، الذي يجب المحافظة عليه سليمًا، ومن ثم نقوم بإرقاء النزف وإعادة البوّاب إلى مكانه ثم إغلاق الجرح.

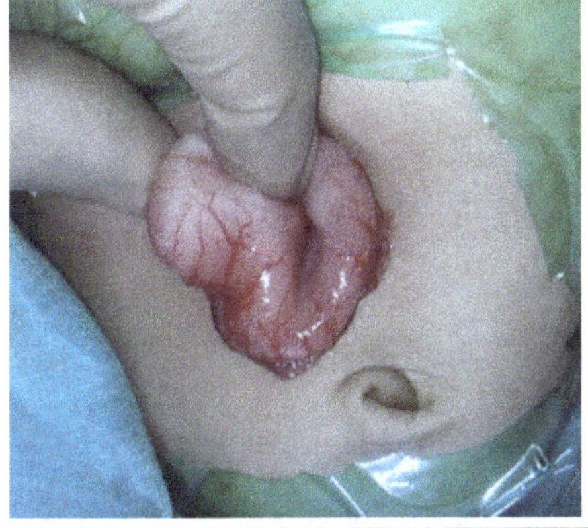

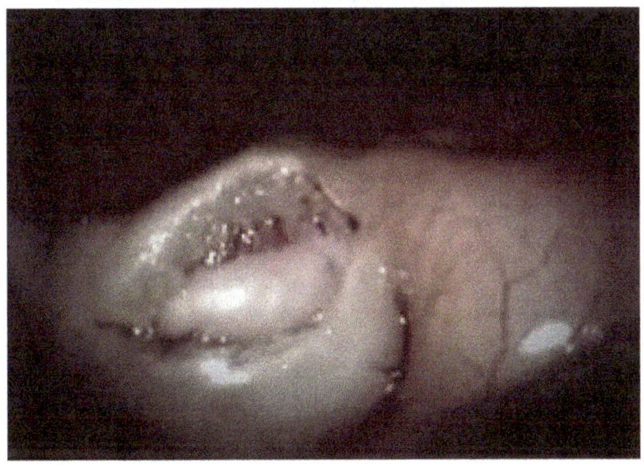

الإهتمام بالطفل بعد العمل الجراحي أساسيّ، حيث يبقى الطفل بحالة صيام لمدة 12 ساعة، ونبدأ بإعطائه كمّيّات صغيرة من السـوائل، ثم 10 مل كل ســاعتين، ثم مضاعفة الكمّيّة حتى نصل إلى الكمّيّة المطلوبة حسـب وزن الطفل، وبعد مرور 48-72 ســاعة نبدأ بإعطاء الطفل الغذاء المتناسب مع عمره وإرساله إلى المنزل.

اختلاطات العمل الجراحي:

قليلة جدًّا، ولكن يمكن أن يحصل انثقاب بالغشاء المخاطي بنسـبة 2٪، حيث تظهر الأعـراض الباريتوانيّة والحرارة العالية، وعلاجهـا جراحي أيضًا. أحيانًا قد يكــون إجراء عملية الخزع للبوّاب تمّ بطريقة ناقصة، ولم يتمّ تحرير الألياف العضليّة بشكل تام، حيث إنّ الأعراض السابقة تستمرّ، ولكن يجب انتظار حوالى الأسبوع لتأكيد هذا الاختلاط، وعلاجه جراحي أيضًا. كذلك قد يحدث التهاب الجرح بنسبة لا تتجاوز 1٪. الإنذار بعد الجراحة جيّد جدًّا ونسبة الشفاء 100٪.

خلال زيارة الطبيب لأول مرّة يجب التهيّؤ لبعض الأسـئلة التي قد يطرحها عن حالة طفلك:

- كيــف كانت ولادة الطفل طبيعيّة أم قيصريّة، وهل الطفل خديج؟

- وزن الــولادة، لمعرفة ما إذا كان هنالك زيادة في الوزن، وطبيعة الإرضاع هل هو حليب اصطناعي؟

- متى بدأت الأعراض بالظهور لأول مرّة، وهل الإقياءات مستمرّة أم عرضيّة؟

- هــل الإقياءات بعد الطعام مباشـرةن وهل هي عاديّة أم نافوريّة قذفيّة، وما هو لونها؟

- هل يبدو الطفل جائعًا بعد الإقياءات مباشـرةً، وهل يبدو متلهّفا للطعام؟

- هل يتبوّل أقلّ من خمس مرّات في النهار؟

- هل يعاني الطفل من إمسـاك، وهل يُلاحظ وجود دم في البراز؟

- هــل يُعانـي الطفل مــن الخمول أم هو بكامل نشـاطه وحيويّته؟

القلس المعدي المريئي

الارتجــاع المعدي المريئي هــو عبارة عن عَود غير طبيعي ومتكـــرّر لمحتوى المعدة باتّجاه المريء، والتي تصل في أغلب الأحيان إلى الفم. والســبب الرئيســي لهذا القلس هو اضطراب في وظيفة القسـم السـفلي والنهائي من المريء، أو ما يُسـمّى (المعصرة السّـفليّة) وهي صمّام الأمان لعدم رجوع الطعام إلى المـري، وهنالــك عوامل كثيرة تتداخل في الســلامة الوظيفيّة لهـذه المعصرة أو هذا الصمّام والحيلولة دون رجوع الطعام من المعدة إلى المريء، وهي جهود تتظافر للحفاظ على سلامة هذه المعصـرة للحفاظ على ضغط عال في مسـتوى تلك المعصرة بنسـبة لا تقلّ عن 20-15 مليمتر من الزّئبق. ولا بُدّ من ذكر أنَّ هناك عوامل تشـريحيّة تلعب دورًا وهـي الزاوية الواقعة ما بين المريء والتّحدُّب الكبير للمعدة، كما توجد عوامل غير تشريحيّة تلعب دورًا في رفع أو حفظ الضغط، كالهورمونات، كالغاسترين، والهيستامين، والبروستاغلاندين، وهناك ما يخفّضه كالسكرتين، كذلك هناك بعض الأغذية والأدوية تلعب دورًا.

العرض الرئيسي الأول للقلس هو الإقياء، حيث يبدأ خلال الأسبوع الأول للحياة وأحيانًا يتأخّر بداية الشهر الثاني من حياة المولود، وتكون الإقياءات كبيرة ممزوجة بالمخاط ليس لها زمن

معين، إذ تحدث أثناء الطعام أو بين وجبات الطعام وهي ليست نافوريّة ولا صفراويّة، وعندما تتقدّم الحالة نُشاهِد مشحات من الدم، تقريبًا في حوالى ٪35 من الحالات، وقد تؤدّي إلى التهاب المريء الهضمي التالي للقلس، وإذا لم تعالج بالشكل المطلوب قد تصل إلى حدوث فقر الدم. ونلاحظ أنّ هذه الإقياءات تكون متواترة في حالة الاستلقاء وتتحسّن في وضعيّة الوقوف.

ومن الأعراض أيضًا عسرة البلع التي تشير هنا إلى حدوث مضاعفات للقلس، ألا وهي تضيّق المريء، وكذلك نقص تغذية، وتأخّر نموّ، مترافقين مع التهابات تنفّسيّة متكرّرة تالية للاستنشاق الحادث نتيجة القلس.

وهذه الأعراض التّنفّسيّة التي ذكرناها تتباين مصادفتها، لأنّها قد تكون على شكل التهاب قصبات أو ذات رئة، لذلك في كل حالة شرقة متكرّرة، أو سعال، أو نزلات تنفّسيّة متواترة الحدوث، والتي يجب إجراء الفحوصات والإجراءات اللّازمة لتأكيد أنّ هذه الأعراض هي ظواهر وحيدة للقلس المعدي المريئي، وذلك دون أعراض هضميّة مرافقة. كذلك قد يحدث عند الطفل حالات تهيّج وعدم نوم بشكل سليم.

وخلاصة القول أنّه يجب التفكير بالقلس المعدي المريئي، عند كل طفل يُبدي إقياءت لا وقت لها ولا تفسير، معندة على

المعالجة أو تتحسّن وقتيًا ثم تعود، وتكون مترافقة مع تأخّر في النّموّ، وعدم زيادة في الوزن، مع التهابات تنفّسيّة ورئويّة متكرّرة، وأحيانًا قد تكون مترافقة مع فقر دم وإزرقاق متكرّر.

التشخيص

يتم بالتصوير الشعاعي بالأشـــعّة السّينيّة، وذلك بعد إعطاء الباريوم لمعرفة ما إذا هناك أيّ انسداد أو تضيّق، وأحيانًا قد نلجأ إلى إجراء الصورة الصوتية وخاصة لمنطقة البوّاب، وذلك لنفي حدوث تضيّق البوّاب الضخامي.

التنظيـــر الداخلي العلوي وطبعًا هذا الفحص يجري تحت التخديـــر، ويتم بإدخال أنبوب خـــاص مع كاميرا عبر فم الطفل مرورًا بالبلعوم ثم المعدة، وبهذه الطريقة نستطيع رؤية ما إذا كان هناك أي تضيّقات في المريء، ورؤية المعدة والتأكّد من وجود أيّ فتق معدي حجابي، كذلك بالإمكان أخذ خزعة من الأنسجة في المنطقة المشكوك فيها.

قياس الظغط المريئي على مستوى المعصرة السّفليّة.

قياس حموضة (PH) المعدة وهو فحص مهمّ.

وأحيانًا استعمال (التكنسيوم 99)، وخاصة لتأكيد الاختلاطات التّنفّسيّة.

المعالجة

الغاية منها حمايــة المريء والرّيئتَين من وصول محتويات المعـــدة الحامضة جدًا إليها، كذلك من الأملاح الصفراويّة التي تقلس من الإثني عشري في حالات القلس الشديدة، وبالإضافة إلى الحماية بتقوية المعصرة المريئيّة السّـفليّة، وتعديل حموضة المعدة. المعالجة الطّبّية يُلجأ إليها أوّلًا قبل اللّجوء إلى المعالجة الجراحيــة، وتكــون بالدرجة الأولى المعالجــة بالوضعية، أي وضع الطفل بحالة الاضطجاع الظهري مع ميلان بدرجة سبعين والرأس إلى الأعلى، أو الاضطجاع البطني والرأس ثلاثين درجة وما فوق.

ومن ثم تأتي التدابير الغذائية أي تكثيف الوجبات في حالة الإرضاع الاصطناعي، ومن ثم المعالجة الدوائية عن طريق أدوية تقـــوم بتعديل الحموضة المعدية، وكذلــك أدوية لتثبيط الإفراز المعـــدي الحمضـي، وكذلك أدوية لرفع الضغط في مســتوى المعصرة السفلية كالميتوكلوبراميد، فإذا لم يحدث التحسن خلال المعالجة المحافظة وذلك لمدة حوالى الثلاثة أشهر، عندها يتم اللّجوء إلى المداخلة الجراحية وذلك في حال:

- هجمة التهاب قلسـي، والتي تهدّد حياة الطفل في حالة النزوف الغزيرة.

- في حالة تقرّح المريء رغم المعالجة المحافظة، عدم نمو الطفل، وتدهور وزنه.

- وفي حالات التّشوّهات التشريحية غير القابلة للرد، ويتم العمـــل الجراحي بطرق مختلفة ولكن من أهمّها عمليّة (نيســـن)، والغاية منها جميعها إصلاح الزاوية الواقعة ما بيـــن المريء والحدبة الكبيـــرة للمعدة، وتضييق الفوهة المريئيّة الحجابيّة.

نصائح للأم:

يجـــب التركيز على معرفة متى بدأت الإقياءات، وتواترها، ونوعها، وهل هي نافوريّة أو عاديّة، وهل هي مترافقة مع مخاط أو مشحات دمويّة لونها صفراوي أو أخضر. هل تقوم الأم بفرط تغذية للطفل؟ ما هو وزنه وهل يكسـب وزن؟ هل جرّبت الأم طريقة الرضعات المتكرّرة، وبكمّيّات قليلة، وفي هذه الحالة هل تحسّنت الإقياءات؟

إذا كان طفلك يتمتع بصحة جيدة وبنموّ جيد ويبدو سعيدًا، عندهـــا يجـــب عدم القلق حتى لو كان يعاني من إقياء أو ارتجاع خفيف، لأنّ هذه الأعراض تتحسّن وتزول في حوالى عمر السنة والنصف.

انغلاف الأمعاء ...
...Intussusception

انغــلاف الأمعاء، أو كما هو متعــارف عليه بالعاميّة [عقدة مصـران] وهـي حالة طبّيـة خطيرة، تُعرف مـن خلال الحاجز المعـوي الحاصل نتيجة تداخل أو انزلاق قطعة من الأمعاء في القطعـة التي تليها، والاثنتان معًا تكوّنان هذا الحاجز، أو بمعنى آخر، كتلة الانغلاف هي القطعة الداخلة التي تسـدّ لمعة القطعة الثانية، وبالتالي تسـبّب انسـدادًا معويًا، ما يؤدّي إلى منع مرور السـوائل والطعام عبر الأمعـاء، بالإضافة إلـى انقطاع التروية الدموية عن القطعة المتداخلة فتسبب الاختناق، وبالتالي تموت الأمعاء والإنثقاب.

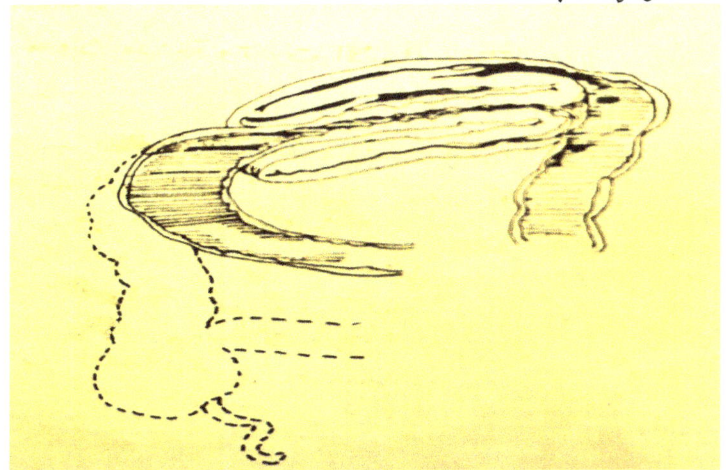

من الناحية التشريحية :

- عشرة بالمئة تكون صائمي صائمي.

- خمسة وسبعون بالمئة تكون صائمي قولوني.

- خمسة بالمئة تكون صائمي صائمي قولوني.

- ثلاثة بالمئة تكون قولوني قولوني.

إنّ 95 بالمئة من الأسباب غير معروفة، وفقط 5 بالمئة من الحالات يمكن إيجاد السبب، ومنها لويحات باير، أو رتج ميـكل، أو بوليبـات، أو تـوذّم في جدار الأمعـاء نتيجة فرفرية هينوخشونلاين، أو أجسام أجنبيّة، أو معثكلة هاجرة داء كراون، وبعض الدراسات تربطه مع بعض أنواع الفيروسات أو الطعومات المعطاة للطفل عند حدوث الانغلاف.

مـن المعروف أنّ الانغلاف، هو السـبب الأكثر شـيوعًا لانسـداد الأمعاء عند الأطفال دون عمر الثلاث سـنوات، وإنّ ذروة حدوثه ما بين الشهر الثالث إلى العاشر، وإنّ خمسين بالمئة من الحالات تحدث بين عمر شهرين وستة أشهر، وتشاهد بعض الحالات حتى عمر ثلاث وأحيانًا خمس سنوات.

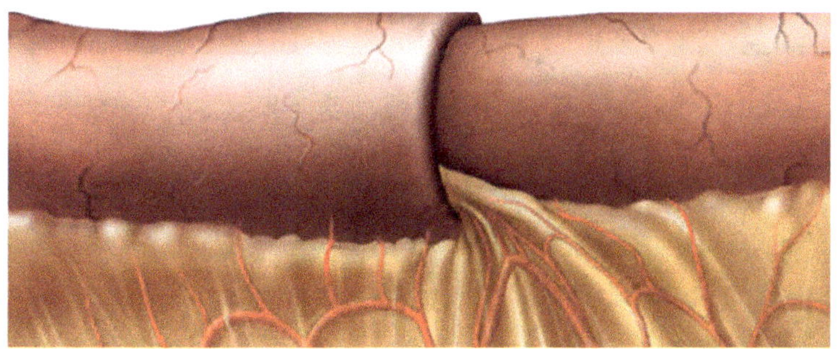

الأعراض

يكون الطفل بصحة جيدة ويصاب بنوبة ألم فجائيّة شديدة، حيث ينطوي الطفل على نفسـه وقد يسـحب ركبتيه إلى صدره ويبكي بكاءً شـديدًا، وتستمرّ هذه الحالة بين عشرين ثانية وعدّة دقائق، وتستمرّ نوبات الألم بشكل متفاوت وتتقارب من بعضها، ثـم يتعـرّق الطفل تعرّقًا بـاردًا مترافقًا مع شـحوب ويتقيّأ، ثم يغيب الألم لفترة، ليعاود من جديد إلى أن يصبح الألم مسـتمرًّا ويصبـح متهيّجًا أو خمولًا، ويصبح التّنفّس سـريعًا مترافقًا مع ضعف النّبض وأحيانًا تسارعه، وبعد عدّة سـاعات يبدأ الطفل بتبرّز موشَّـح بالدم، أو مخاط مدمى شـبيه بالجيلو، ويظهر بعد حوالى ثلاث إلى ثماني سـاعات من بدء الانغلاف. وإذا تُركت الحالة لفترة، يصاب الجزء المنغلف بنقـص التروية الدموية، ومن ثم تموت الأنسـجة ما يؤدّي إلى انثقاب الأمعاء، ومن ثم التهاب باريطوان، لذلك يعتبر الانغلاف حالة طبّية طارئة، ويجب

التعامل معها بالسّرعة الممكنة للوصول إلى التشخيص الصحيح، والعلاج المناسب قبل الدخول في مرحلة المضاعفات الخطيرة، ألا وهي تموت جزء من الأمعاء، والانثقاب، والتهاب البريطوان المعمّم.

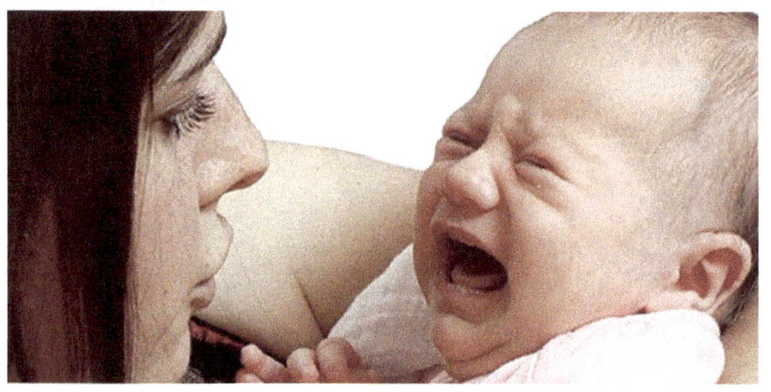

التشخيص

الفحص السّريريّ له دور كبير في التشــخيص، حيث أنّه عند فحص البطن نستطيع أن نلاحظ فراغًا في الحفرة الحرقفية اليمنــى، ويمكن جسّ كتلة الانغلاف في المربّع العلويّ الأيمن من البطن، وأحيانًا يمكن مشــاهدة الانغلاف خارجًا من الشرج حيــث يجب تفريقه عن هبوط الشــرج، ومــن ثم يصاب الطفل بحالة قلّة نشاط وخمول وعدم ارتكاس، وفي الحالات المتأخّرة يصاب بتجفاف مع فقدان وعي، وقد يصل عدد الكريات البيضاء

إلــى 20000 مع انحــراف نحو الأيســر، وأحيانًــا تفيد الصورة الشّــعاعيّة البسيطة في التشــخيص، ولكن التشخيص الأكيد يتم عن طريق الحقنة الباريتيّة، أو عن طريق السونوغرام، أو الإيكو، حيث تُشــاهَد علامة الدونتس أو عين الثور، وهي علامة واسمة في تشخيص الانغلاف،

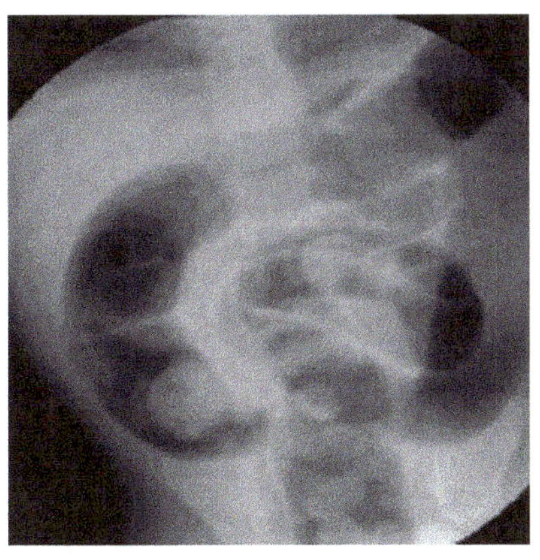

هناك مضاد اســتطباب للحقنة الباريتيّة وذلك في الحالات المتقدّمة، أي في حالات الصدمة عند الشــك بانثقاب الأمعاء، أو حالات التبرّز الدموي المخاطي الشــديد حيث التخوف من الانثقاب يكون مرتفعًا جدًا.

العلاج:

فــي البداية لا بُدَّ مــن القول أنّ الأطفــال الذين يعالَجون خلال الأربع وعشرين ساعة الأولى من بدء الأعراض؛ يتعافون

تمامًا دون أيّ مشــاكل تُذكر. إلَّا أنّ التَّأخّر في العلاج يسبّب مشاكل خطيرة، ويزيد الحالة سوءًا، وعادةً ما يكون العلاج بعدّة طرق، طبعًا أوّلًا بعد تحسّــن حالة الطفل ومعالجة الصدمة، نبدأ بعمليّة الرد المائي باستعمال الرّحضــة الباريتيّة، حيث لا يُرفع كيس الرّحضة أكثر من 75-100 ســم، ويكون الرد تحت التنظير وبوجود جرّاح الأطفال وطبيب الأشعّة.

وهناك طريقة ثانية، وذلك باستعمال الرد بالضغط الهوائي على أن لا يزيد عن 13 ملم زئبق، وهذه الطريقة أسلم من الطريقة الســابقة من ناحية الفعالية والاختلاطات، ويمكننا إعادة الحقنة الباريتيّــة أو الهوائيّــة مرّة ثانية إذا لم يتــم الرد خلال المحاولة الأولى، في حال نجاح عملية الرد باستطاعتنا إرسال الطفل إلى المنزل، مع شــرط أن يراقب الأهــل الطفل لتحرّي أيّ أعراض غيــر طبيعية قد تطرأ عليه، ولكن من المفضّل ترك الطفل تحت المراقبة في المستشــفى لمدّة 24 ســاعة قبل إرساله إلى المنزل. وفي حال فشل الرد عندها لا بُدَّ من اللّجوء إلى العلاج الجراحي، حيث نُجري الرد، وإصلاح التّشوّه التشريحي إذا وُجِد، والبتر في حالات تموّت الأمعاء.

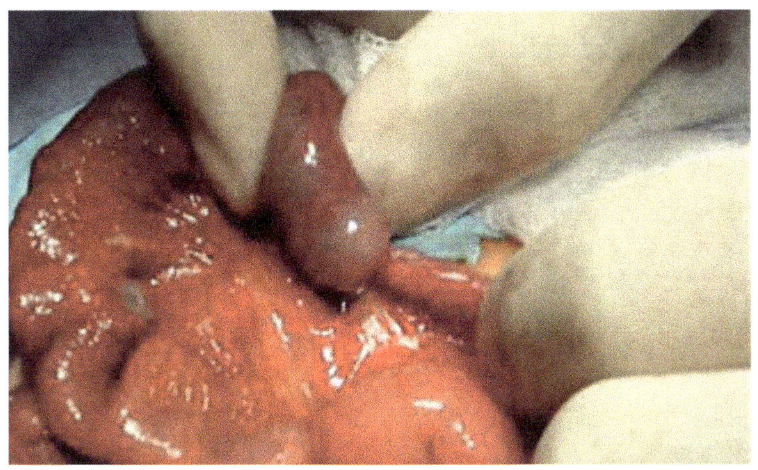

هـــذا يعني أنّ العـــلاج الجراحي نلجأ إليه في حال فشـــل العلاج المحافظ، حيث يتم تحضير الطفل للعمل الجراحي عن طريق وضع أنبوب أنفي معدي، ثم إصلاح التجفاف واضطراب الشـــوارد الحادث نتيجة الإقياءات، ثم تُعطى مضادات الالتهاب في حالة الانثقاب. خلال العمل الجراحي يجب معاملة الانغلاف كمعاملة فقاعة الصابون لأنّها تكون هشّـــة وقابلة للتّمزّق، حيث يد تشدّ على الأسطوانة الداخلة ويد تكبسها (مثل عصر معجون الأسنان)، حتى تحرير الجزء العلوي من الأمعاء وإزالة الانسداد. وكما ذكرنا ســـابقًا، بعد أن يتم الرد نتأكّد من ســـلامة النسيج المنغلـــف، ومـــن عدم وجود انثقاب، وتموّت فـــي الأمعاء، أمّا فـــي حال وجودها يتم بتر المنطقة المتموّتة وإعادة وصل طرفي الأمعاء الســـليمة، وبعدها يتم البحث عن أيّ تشـــوّه تشـــريحي

مرافق وإصلاحه، ومن ثم ينقل الطفل لفترة إلى غرفة الإنعاش، وعندما يستعيد وعيه التّام يُنقـل إلى غرفته، وخلال هذه الفترة يُعطى السوائل والمسكّنات الوريديّة لعدّة أيام، ولا يُعطى سوائل أو طعـام إلّا بعـد مرور يومين إلى ثلاثة أيام، طبعًا هذا في حالة البتر، أمّا في حالة الرد الجراحي بدون بتر نبدأ بإعطاء السـوائل في اليوم التالي للجراحة.

وقد تُشاهَد حالات نكس بعد العمل الجراحي بنسبة:

- خمسة بالمئة بعد المعالجة المحافظة.

- إثنان بالمئة بعد المعالجة الجراحية.

- صفر بالمئة بعد الاستئصال.

Acute Appendicitis

التهاب الزائدة الحاد

في الماضي القديم لم يكن من السهل مساعدة المصاب بالتهاب الزائدة بشكل جيد، ولكن اليوم، وبعد التطور الهائل الذي حصل في مجال العلوم الطّبّيّة، أصبح من السهل تشخيص وعلاج هذا الالتهاب، وخاصة عند الأطفال. فما هي الزائدة؟ تكون الزائدة على شكل أنبوب صغير يشبه الإصبع يقع عند التقاء الأمعاء الدقيقة مع الأمعاء الغليظة، وما يحدث هو التهاب يصيب هذه المنطقة التي تدعى المصران الأعور، وهو ناتج عن انسداد بالبراز أو أجسام أجنبيّة كالبزورات، أو أحيانًا نتيجة دخول بعض الديدان المعوية إلى لمعة الزائدة، حيث أنّ هذا الالتهاب يُعتبر حالة إسعافيّة تتطلّب التّدخّل الجراحي، وذلك لمنع تفاقم الحالة والوصول إلى تشكّل الفلغمون، ومن ثم تمزّق وانفجار الزائدة، ثم الوصول إلى التهاب البريطوان القيحي المعمّم.

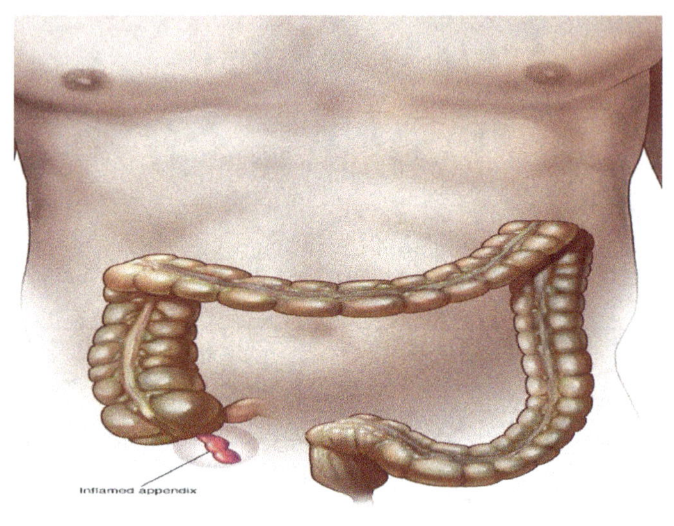

ويـــؤدّي التّمزّق إلى انتشــار العدوى فـي البطن (التهاب الصفاق) وتحتاج الحالة المذكورة، التي قد تمثل تهديدًا للحياة، إلى جراحة فوريّة لاســتئصال الزائـــدة وتنظيف تجويف البطن. فرصـــة الإصابة عند الذكور حوالـــى 15%، أمّا عند الإناث 25%، ونادرًا ما يُشـــاهَد التهاب الزائدة في عمر أقلّ من ثلاث سنوات، أمّا العمر الأكثر عُرضةً للإصابة فهو ما بين سن السادسة والعاشرة من العمر.

هل للزائدة فوائد؟

لقـــد كان يُعتقـــد أن الزائدة هي مكان يعيش فيه بعض أنواع

البكتيريا النافعة للقولون، ولكن هناك نظرية، هي الصائبة على الأغلب، بأنّ للزائدة فوائد مرتبطة بجهاز المناعة وخاصة عند الأطفال، وذلك لأنّها تحتوي على نسيج لمفاوي له وظيفة مناعية وقـد تسـاهم أيضًا في إنتاج خلايا تابعة لجهـاز الغدد الصّمّاء، ورغم ذلك فإنّ استئصالها لا يؤثّر على الوظيفة المناعية إطلاقًا، وهناك بعض الدراسـات التي تشـير إلى إمكانية الاستفادة منها بشكل إيجابي في بعض الجراحات البوليّة.

أسباب التهاب الزائدة

قد تكون ناتجة عن الأجسـام الأجنبيّة التي يبتلعها الطفل، كقشـور البذور، أو بـذور العنب، أو حتى ديـدان معوية، وقد تكـون نتيجة الحجارة البرازيـة (Coprolites) التي تدخل إلى لمعة الزائدة مسبّبة انسـدادها، وعندما يتفاقم الانسداد تصبح الزائدة منتفخة ومليئة بالقيح، وأحيانًا ما تكون بسـبب البكتيريا الموجودة، وانسداد نقطة التقائها مع المصران الأعور تؤدّي حتمًا إلى الالتهاب، وهنالك حقائق ونظريات أخرى مختلفة لأسباب الالتهـاب، منها ما هو صحيح ومنها ما هو افتراضات غير مثبته بشكل دقيق، وأحيانًا وبغضّ النظر عن الأسباب، فإنّ الزائدة تتورّم وينمو في داخلها بكتيريا قد تتحوّل في مرحلة ما إلى التهابيّة.

الأعراض السريرية

العمر الأصعب في فهم الأعراض للوصول إلى التشخيص هو ما بين عمر 4-7 سنوات، لأن الطفل أحيانًا لا يُعبّر عن الألم وفي أغلب الأحيان يلجأ إلى البكاء للتعبير، وفي الوقت نفسه ينكر وجود الألم، لذلك أحيانًا يلجأ الجرّاح إلى ملاحظة تعابير الألم التي تظهر على وجه الطفل عند جسّ البطن، وبالإضافة إلى البكاء قد يُصاب بعدم النوم، ورفع الساقين أقرب ما يمكن إلى الصدر، في محاولة إيجاد وضعيّة يكون فيها الألم محتملًا.

أمّا الأعراض بشكل عام يبدأ الألم فيها في منطقة السّرّة، ثم يتحرّك إلى الربع السفلي الأيمن من البطن، وخاصة في نقطة محدّدة تُدعى نقطة (ماكبورني). ونقطة ماكبورني (McBurney's point) هو الاسم الذي يُطلق على نقطة في الجانب الأيمن من البطن، الذي هو ثلث المسافة من الشوكة الحرقفية الأمامية العلوية إلى السّرّة، تتوافق هذه النقطة تقريبًا مع الموقع الأكثر شيوعًا لقاعدة الزائدة الدودية حيث ترتبط بالأعور، وكان أول من لفت إلى هذه النقطة الجرّاح الأمريكي ماكبورني شارلز (1845-1913). يصبح الألم حادًّا في غضون 12-18 ساعة، وخاصة عند التّحرّك أو التّنفّس بعمق أو السّعال، ويكون مترافقًا مع الغثيان والإقياء، ونقص الشّهيّة مع ارتفاع محدود في الحرارة حوالى 38.5 درجة مئويّة. أمّا في حالة تمزّق وانثقاب الزائدة فإنّ الحرارة

ترتفع عن 40 درجة مئويّة، وقد يحدث إسهال أو إمساك مع انتفاخ في البطن، وأحيانًا يُلاحظ جفاف الفم مع عطش، كذلك قد يختلف الألم حسب وضعيّة الزائدة بالنسبه للأعور، فإذا كانت الزائدة خلف الأعور؛ فإنّ الألم يتركّز في منطقة فوق العانة.

وكما ذكرنا الألم في التهاب الزائدة مميّز، حيث يشير المريض إلى نقطة محدّدة يتركّز فيها الألم، ألا وهي نقطة ماكبورني، ذلك الشعور بالألم يتفاقم عند السعال، أو المشي، أو القيام بحركات مفاجئة، وهناك ملاحظة شديدة الأهمّيّة لا بُدّ من ذكرها، وهي التّنبيه على عدم إعطاء المسكّنات للمريض قبل التأكّد من التشخيص مئة بالمئة، وذلك لأنّ الألم يتحسّن ظاهريًّا بأخذ المسكّنات، ولكن عمليًّا فإنّ الالتهاب مستمرّ، كذلك عدم إعطاء الحقن الشرجية إذا كان هناك إمساك مرافق.

التشخيص

نستند في تشخيص التهاب الزائدة بالدرجة الأولى على الأعراض والفحص السريري، حيث يبدأ التشخيص بفحص بدني لتقييم الألم، وقد يضغط الطبيب ضغطًا خفيفًا على المنطقة التي يُشير إليها الطفل، وعندما يتم تحرير الضغط بشكل مفاجئ، سينتفض الطفل ويشعر بزيادة الألم، وهذا على الأغلب إشارة إلى أنّ الصفاق المجاور ملتهب كذلك، وخلال الفحص السريري يُلاحَظ ازدياد الألم عند ثَنيِ فخذ الطفل ولفّها باتّجاه الجسم.

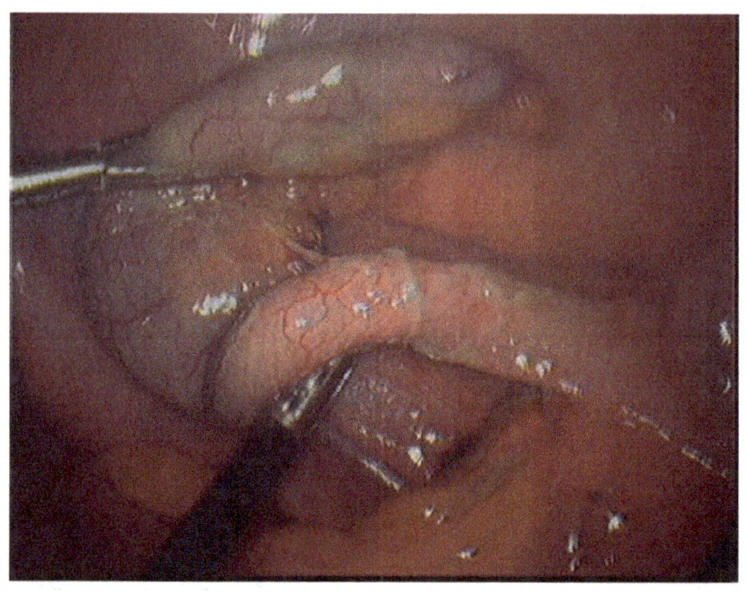

وقد يبحث الطبيب أيضًا عن المناطق المتيبّسة في البطن، والمناطق التي تميل عضلات البطن فيها إلى التصلّب استجابةً للضغط على الزائدة الملتهبة (مُنْعَكَسُ الدِّفاعِ العَضَليِّ)، فالأعراض السّريريّة تلعب دورًا مهمًّا في التشخيص، حيث إنّنا قد نصادف أحيانًا مريضًا يعاني من التهاب الزائدة ولكن الفحوص المخبريّة عنده شبه طبيعية، وهذا ليس معناه أن الفحوصات المخبرية ليست ضرورية، بل على العكس، فبالإضافة إلى الفحوصات السريرية هناك الفحوصات المخبرية التي تشمل ارتفاع عدد الكريات البيضاء مع انحراف نحو الأيسر، ويجب إجراء فحص البول لأنّه أحيانًا يُلاحَظ وجود دم في البول، وذلك

بحسب تموضع الزائدة الملتهبة وقربها من جهاز البول، ومن بعض الفحوصات المتمّمة: الصورة الشعاعية للبطن، كذلك الصورة الصوتية أو ألترا ساوند، وأحيانًا السيتي سكان.

لا بُدَّ من الإشارة إلى أنّ نسبة الشك الطبي 20–25٪ من الحالات التي تعالج بالجراحة – نكتشف أنّه لا وجود لالتهاب الزائدة، وهو رقم لا يُحاسَب الطبيب المعالج عليه، لأنّ تأجيل الجراحة في حالة الشك له سيّئات واختلاطات قد تهدّد حياة المريض وتعرّضه للخطر، خاصة إذا كان طفلًا.

العلاج دومًا جراحي

الطريقة الأولى جراحة تقليدية أو المفتوحة، بعض الجرّاحين يفضّلونها عند الأطفال، وتُجرى بالبنج العام وطبعًا بعد البدء بإعطاء سائل وريدي، ووضع أنبوب أنفي معدي، يقوم الجرّاح بإجراء شقّ معترض في نقطة ماكبورني، ويقوم باستئصال الزائدة الملتهبة.

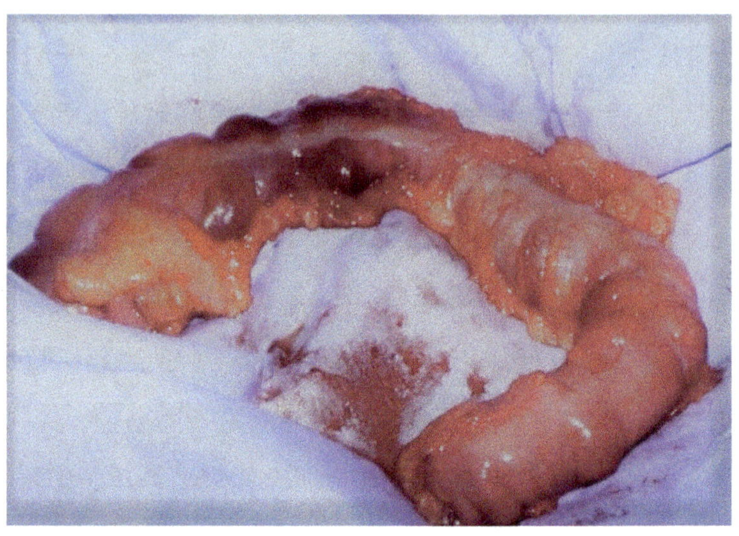

وبعدها يقوم بتنظيف جوف البطن وغسله بالمصل الملحي بعد أخذ عيّنة من المُحتوى، ويقوم بإرساله مع الزائدة المستأصلة إلى التشـريح المرضي لتحديــد الجراثيم المسبّبة للالتهاب، وإعطاء المضاد الحيوي المناسب، ثم يقوم بإرقاء النزف، وإقفال الجــرح. أمّا إذا كان هناك التهاب باريتوان نتيجة انفجار الزائدة، يوضـع مفجّر بطنـي عبارة عن أنبوب ممتدّ من منطقة دوغلاس داخل جوف البطن، حيث يتجمّع القيح والسوائل، لئساعد على إخراج القيح المتبقّي في جوف البطن إلى خارجه.

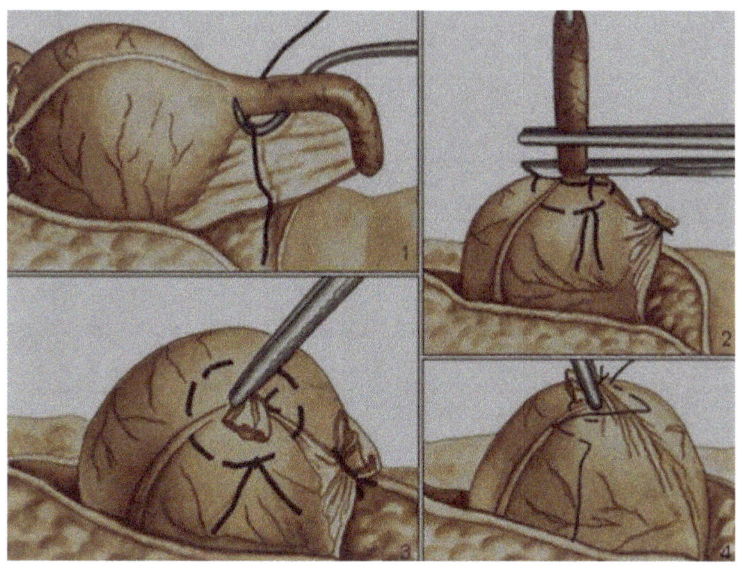

الطريقة الثانية بالمنظــار وتجرى أيضًا بالبنج العام، ويقوم الجرّاح بإجراء فتحة صغيرة لا تتجاوز 0,5 سم في منطقة السّرّة، كذلك عدّة شقوق مماثلة في جدار البطن، وذلك لإدخال المنظار والأدوات الجراحية، ومن ثم يحقن غازCO_2 لتسـهيل الرؤية، ويسترشـــد الجرّاح أثناء العملية بمنظار البطن الذي يثبت صورة الأعضاء الداخلية على شاشـــة العرض، ومن ثم يستأصل الزائدة ويقفـــل الفتحات، وطبعًا أيضًا جراحة المنظار تكون مترافقة مع إعطاء المضادات الحيويّة والسوائل الوريديّة الضرورية، بالإضافة إلى بعض المسكّنات عند الحاجة، وطبعًا بعد استئصال الزائدة يقوم الجرّاح بإرسـالها إلى قسـم التشـريح المرضي لمحاولة

معرفة ســبب ونوع الالتهاب. لا يُقدّم طعام أو شـــراب في اليوم الأول للجراحـــة، أمّا في اليوم الثاني يبدأ بإعطاء المريض القليل من رشـفات الماء، التي تُزاد تدريجيًا للتأكّد من أنّ المريض لا يوجد عنده إقياء، الذي إذا وُجد نعود لنمنع السائل لفترة، ثم نبدأ بتجريبها من جديد للوصول إلى مرحلة يتقبّلها المريض بشــكل جيد، حتى الوصـــول إلى مرحلة إعطاء الأطعمة العاديّة وبعدها يُرسَل الطفل إلى المنزل.

المضاعفات

المضاعفات قليلة الحدوث، لكن أكثرها شـــيوعصا التهاب الجـــرح، وحدوث خرّاج تحت الجلد وهو الأكثر مصادفة، وقد يحـــدث خرّاج في جوف البطن، نتيجة لبقايا الالتهابات التي قد تنتشر في البطن، أمّا المضاعفات المتأخّرة فهي الالتصاقات التي قد تسبّب انسداد الأمعاء، وقد تحدث حتى بعد حوالى السنة.

نصائح ما بعد العمل الجراحي

• **تجنُّب الحركـة المرهقة فـي البدايـة**، إذا كان قد تم اســتئصال زائـدة طفلك بالمنظار، يجـب التقليل من نشـــاطه لمدّة تتراوح بين ثلاثة وخمسـة أيام. إذا كان اســتئصال الزائدة عن طريق الجراحة المفتوحة، فيقلّل من نشاط الطفل لمدة تتراوح بين 10 و14 يوماً، واسأل

طبيبك دومًا عن معوّقات نشاطه، ومتى يمكنه استئناف أنشطته العادية بعد العملية.

- **علّم طفلك أن يسند بطنه حين السعال،** ضع وسادة على بطنه واضغط بلطف قبل السعال.

- اتّصــل بالطبيب إذا لم تكن مسكّنات الألم تســاعد طفلــك، أو إذا كان لديه حرارة عالية، خاصة بعد اليوم الثالث للجراحة.

- الألم يضع مزيدًا من الضغط على الجســد ويُبطئ من عملية الشفاء. إذا كان لا يزال يتألّم رغم تناول مسكّنات الألم، فاتّصل بالطبيب.

- **شــجّع طفلك على الحركة،** قم وســاعده على الحركة حين يصبح مستعدًّا، ابدأ ببطء وزد من نشاطه حين يشعر أنّه أصبح مستعدًّا لذلك.

- **دعه ينام حين يشعر بالتعب،** بينما يتعافى جسده قد يشعر بأنّه بحاجة للنوم أكثر من المعتاد، خذ الأمور ببســاطة ودعه يرتاح قليلًا.

- **ناقــش عودة طفلك إلى الدراســة مــع طبيبك،** يمكنه العودة إلى الدراســة حين يشــعر بالقــدرة على ذلك،

ويمكن للأطفال العودة إلى المدرسة بعد مرور أقلّ من أسبوع على إجراء الجراحة، ويجب عليهم الانتظار أكثر من أسـبوعين إلى أربعة أسابيع قبل استئناف أنشطتهم العنيفة، مثل فصول التربية الرياضية أو الرياضة.

نصائح للأهل

لا توجد وقاية معيّنة من التهاب الزائدة، ولكن هناك دراسات تشيـر إلى أنّ الحمية الغذائية المحتوية على ألياف؛ قد تُقلّل من حدوث مضاعفات، وتُجنّب حدوث الالتهاب بشكل ما، كذلك هناك أمر مهمّ يجب تعليمه للأطفال، ألا وهو مضغ الطعام جيّدًا قبل بلعه، وخاصة الفواكه والتّنبيه على عدم بلع بذورها.

تجنُّب إعطاء الطفل سـوائل ومشـروبات غازيّة أو أطعمة حـارّة، مع التركيز على المأكـولات الصحية، وخاصة الأغذية الغنيّة بالألياف والفواكه الطازجة، وتناول الطعام ضمن ساعات منتظمة، وإعطاء الكثير من السوائل، سواء أكانت ماء أو حليب، والمحافظة على نشـاط الطفل البدني وحيويّته وإفساح المجال له، وتعليمه الذهاب إلى المرحاض فور الشـعور أنّه يريد قضاء حاجته.

لمحة سريعة عن مضاعفة الأنبوب الهضمي

هي من التّشوّهات الولادية النادرة ولكنّها تحدث، وذلك ممكن من الفم حتى الشرج

وكلمة مضاعفة تكون مضاعفة حقيقيّة، وهناك حالات تلتبس معها وتشبهها، ألا وهي الكيسات المعوية. كما ذكرنا أن المضاعفة قد تحدث إبتداءً من الفم إلى الشرج، وقد تكون متّصلة بالأنبوب الهضمي الأساسي أو لا تكون متّصلة به، وقد تقتصر على مسافة قصيرة لا تتجاوز البضعة سنتيمترات وقد تتناول القولون بإجماله، وقد تصيب أيضًا الأمعاء الدقيقة وتشترك معها الدوران الوعائي نفسه، كذلك مع الجدار الخارجي وتكون مفصولة على مستوى المخاطية. أمّا مضاعفة المعدة فتكون على شكل كيسة متموضعة على الانحناء الكبير أو الوجه الخلفي للمعدة، دون اتّصال الكيسة بجدار المعدة، ويُعتقد أنّ الاتّصال بين الجوفَين يكون تاليًا لانثقاب قرحة هضميّة معديّة لداخل الكيسة، وتتظاهر مضاعفة المعدة ببطن منتفخ متوتر، وعند جسّ البطن يمكن ملاحظة كتلة عند المولود الحديث، ولكن قد لا تظهر الأعراض إلّا بعد سنوات طويلة، وذلك بعد أن يُصاب

الطفل بقرحات هضميّة مترافقة مع النزف الهضمي.

إنّ مضاعفة القولون قد تظهر على شكل كيسة أو رتج، وهذا الرتج بتنوسر على الجدار، ولكن هنا سنركّز الحديث عن التّشـــوّهات الأكثر مصادفة منها، كالكيسات المعويّة المحدودة والصغيـــرة، حيث تكـــون في هذه الحالة قصيرة ومغلقة وغير متّصلة بلمعة الأمعاء الأساسيّة، ولكن قد تكبر هذه الكيسـات نتيجة انتفاخها بالمفرزات وتضغط على اللّمعة الأساسيّة وتُسبّب انسـدادها بشكل تام، أو يتأخّر الانسداد إذا ما كانت الكيسة في الجدار الخلفي إلى سن الطفولة، وتحدث بالتدريج وتتظاهر على شكل كتلة في البطن.

أمّا النوع الثاني، أنّ المضاعفـــة الطويلة تكون مفتوحة في نهايتها السفلية على اللّمعة الأساسيّة، وتكون مخاطبتها مخاطبة معديـــة هاجرة، كمـــا هو الحال في حالة رتـــج ميكل، وتتظاهر الأعراض عند هؤلاء الأطفال على شـــكل نزف هضمي، وأحيانًا تكون شـــديدة لدرجة إحداث صدمة عند الطفل أو انثقاب يعقبه التهاب باريطوان، ولا بُدَّ من ذِكر أنّ التشخيص في النوع الأول يقوم على شـــكل الانسـداد أو الكتلة، أمّا في النوع الثاني فيقوم على النزف، الانقلاب والتّفريق يتم خلال فتح البطن.

المعالجة طبعًا جراحية عن طريق استئصال القطعة المصابة،

وإجراء المفاخرة النهائية أو استئصال الكتلة المعوية التّامّة، وإذا كانت الكتلة المضاعفة طويلة بحيث يُهدّد استئصالها حياة الطفل، عندها نلجأ إلى استئصال المخاطية المريضة فقط، وإبقاء الوضع على حاله مع مراقبة دقيقة ومستمرّة للطفل.

داء هيرشبرنغ

مـــن المعروف أنّ الدكتور هارولد هيرشـبرنغ هو أول من قــام بتوصيف المرض الذي يحمل اســمه عام 1887، لكن عام 1901 تم توصيفه من قِبل تيتل، وتم التعرّف على غياب الخلايا العصبيّـة، ويُدعى أيضًا القولون العصبـي المتعدّد، ولكن لفهم المرض بشــكل جيّد اســتغرق ذلك عدّة عقود، حتى عام 1946 حيـث قام هيربيرس، وهــو أول جرّاح يتعرّف على المشــكلة ويحدّدها، ومن ثم عام 1947 قدّم سوانسـون أول وصف لعملية ترميميّـة ناجحة للمرض، حيث وصف سوانسـون هذه التّقنيّة، وذلك دون إجراء فغرة وقائيّة أي كولوسـتومي، لكنّ المشـاكل اللّاحقـة دفعت معظم الجرّاحيــن إلى إعادة البناء على مراحل، إلّا أنّ التّقــدّم في التّقنيّة والرّعاية الجراحية، ســمح بالعودة إلى تقنيّة سوانسون، ذات المرحلة الواحدة مع نتائج ممتازة. بالعودة إلى المرض فهو عيب خلقي ولادي، يصيب القسـم الأخير من القولون، وبشــكل خاص المســتقيم، وأحيانًا يصل حتى القسم الأخيــر من الدقــاق، حيث تمتد القطعــة المصابة في 90% من الحالات من 4-25 ســم، وتكون قريبة من فتحة الشــرج، ولكن في بعض الحالات القليلة قد تشــمل القولون بأكمله، بالإضافة إلــى أجزاء من الأمعاء الدقيقة، وهـــي كما ذكرنا حالات نادرة، وتسبّب طبعًا هذه الآفّة مشاكل في التبرّز، وهي طبعًا حالة خلقية

وقد ترتبط في بعض الحالات بطفرة جنينيّة، لذلك إذا كان هناك أحـــد الأطفال مصاب بهذه الحالة فإنّ إخوانه وأخواته معرّضون مستقبلًا للإصابة بها، ويرتبط أيضًا بحالات مرضيّة موروثه معيّنة كمتلازمة داون ومرض القلب الخلفي.

يحـــدث في هذا المـــرض غياب خلقي للشّـــبكة العصبيّة الموجودة، وهذه الشـــبكة هي شـــبكة أوربانـــخ الموجودة بين عضلات الأمعاء، وشـــبكة مايسـنر الموجودة تحت المخاطية. يُصيب هذا الدّاء الذكور خمس مرات أكثر من الإناث، وقد ثبت أنّ هناك نسـبة وراثيّة فيه تتراوح بين خمســة إلى أربعين بالمئة، ويمكن تشبيه الأنبوب المعوي كسلك كهربائي تمتدّ الكهرباء فيه عن طريق هذه الشـــبكة العصبيّة، التي تُحدث الحركات الحيويّة المعويّـــة، فإذا ماحدث في هذه السلســـلة، تتوقّف الحركات في القطعـــة غير المعصبـــة والفاقدة لتلك الظفيـــرة العصبيّة، حيث تتوقّـــف قوّة الدفع للكتلة البرازيّة التـــي تذهب إلى الخارج في عمليات الدفع الطبيعية، بمعنى آخر أنّ الذي يحدث في القطعة المعويـــة المريضة، والتي لاتحتوي على الأعصاب، لا تتجاوب مع بقية الأمعاء، فيُضاعِف القولون عمله وجهوده التي تصبح لا طائل منها، إلى أن يؤدّي ذلك إلى تضخّم وتسمّم جداره وينحصر البراز داخله، وينعكس ذلك على المعصرة الشرجية حيث يكون منعكس ارتخاؤها مفقودًا ما يجعلها في حالة تشنّج دائم.

تعـــود معظم حالات هذا الـــدّاء إلى الأيام الأولى للولادة، حيث يُصاب المولود الحديث بتأخّر إخراج العقي خلال ثماني وأربعين ساعة بعد الولادة، ويُقصد بالعقي البراز الأول في الحياة خـــارج الرحم، ويكون لونه أســـود زفتي يتأخّر إخراجه أكثر من ثماني وأربعين ســاعة كما ذكرنا. وإذا ما قمنا بتحريض الشرج بإدخـــال قثطرة ناعمة؛ يتبـــرّز الطفل ويمرّر الغازات بعنف. وفي الحالـــة الثانية عدم إخـــراج العقي؛ ما يؤدّي إلى تطبل البطن مع إقياءات صفراوية، وعلى الأغلب تقيّؤ مادّة خضراء أو بنّية، وقد تمتدّ هذه الهجمات وتتكرّر من عدّة أســـابيع إلى أشـــهر أحيانًا، ويتم تصنيف هؤلاء الأطفال بالخطأ، ضمن لائحة الأطفال الذين لم يصابوا بأيّ عرض بعد الولادة مباشرة، ولكن مع تقدّم العمر تبدأ الأعراض بالتّفاقم فيصاب الطفل بإمساك مزمن ومعند، ولا يتبرّز الطفل إلّا بواسطة حقنة شرجيّة، أو تحميلة، أو مسّ شرجي، كما يصابون بتناذر انســـداد الأمعاء، مـــع تأخّر في الحالة العامّة للطفـــل من جميع النواحي، ويصبح الطفل نحيل مع شـــحوب ونحـــول وعدم القدرة على زيـــادة الوزن، الرضيع وفقًا للقواعد الطبية المتعارف عليها كذلك يُعاني من إسهالٍ مائيٍّ، قيء، يرقان أحيانًا، وطبعًا إمساك شديد مترافق مع سلس برازي.

فـــي المجتمعات التي يكون فيها الوعي الصحي عند الأهل محدودًا؛ يحصل تأخّر في التشخيص حيث يُصاب الطفل بتطبل

شـديد فـي البطن، مع كبر جوفه مترافقًـا مع قصر طول الصدر وكبر المحور الأمامي الخلفي، كذلك نستطيع أن نسمع بوضوح أصـوات الحـركات الحيويّة مع ملاحظة ارتفـاع قبّة الحجاب الحاجز.

وعنـد إجراء المسّ الشـرجي لهؤلاء الأطفـال نُلاحظ أنّ المستقيم فارغ، ولكن في أعلاه يمكن الشعور بكتلة بُرازيّة كبيرة وقاسـية، وأحيانًا قد يحدث عند هؤلاء الأطفال سـلس غائطي مع تسـرّب القليل من البراز حـول الكتلة البُرازيّة إلى الخارج، مـا يُعطي انطباعًا للأهل أنّ التّبـرُّز عند الطفل طبيعي، وأنّه غير مصاب بشـيء، علمًا أنّ الحقيقة عكـس ذلك تمامًا، ولكن في الـوقت نفسـه يمكن للأهل ملاحظة نقص الشّـهيّة عند الطفل، مترافقًا مع نقص وزن، وضمور عضلي، وقد يصاب هؤلاء أثناء سـير المرض بتناذر التهاب القولون والأمعاء، الذي يبدأ بارتفاع حرارة شديد وإسهالات شديدة قد تودي بحياة الطفل.

ويجب عند التشخيص تمييز هيرشرنغ عن عدد من الأمراض التي لها أعراض مشـابهة، كانسـداد الأمعاء، أو **التهاب القولون القرحـي**، ويأتـي في مقدّمها أيضًا الإمسـاك المزمن حيث تبدأ أعراضه بين سن الثالثة أو الرابعة، بينما في هيرشبرنغ بعد الولادة مباشرةً، كذلك إنّ تطبل البطن لا يُشاهَد في **الإمساك المزمن.**

كذلك يبقى النّموّ والوزن، طبيعيَّين في الإمساك المزمن، كذلك عند المسّ الشرجي نلاحظ أنّ المستقيم فيه كتلة برازيّة كبيـرة، بينما في هيرشـبرنغ يكون فارغًا والمعصرة الشـرجية متشـنّجة. لإجراء التشـخيص نلجأ إلى إجراء الأشعّة طبعًا بعد إفراغ الأمعاء وإجراء الحقنة الباريتيّة، وكذلك فإنّ إجراء الخزعة التي تؤخذ من المسـتقيم، على بُعد ثلاثة أو أربعة سـنتيمترات من الشرج، يمكنها تأكيد التشخيص وذلك بعدم وجود الضفائر العصبيّة فيها، كذلك تصوير البطن بالأشـعّة السّـينيّة واستخدام صبغة التباين كالباريوم (حقنة الباريوم) وغيرها، عن طريق أنبوب خـاص يوضع في المسـتقيم ويملأ الباريـوم الأمعاء، ما يخلق صورة ضليلة القولون والمسـتقيم، فتوضح الأشعّة السّينيّة تباينًا ملحوظًـا بين الجزء الضّيّـق من الأمعاء والخالي من التّعصيب، والجزء السّليم الذي غالبًا ما يظهر خلفه جزء منتفخ من الأمعاء. كذلك يمكننا إجراء فحص مدى التّحكّم في العضلات المحيطة بالمسـتقيم أي قياس الضغط الشـرجي. ولا بُدَّ من ذِكر بعض الأمراض والتّشوّهات الولادية التي قد تكون مرافقة لهيرشبرنغ، وفي مقدّمتها تشوّهات الجهاز البولي.

المعالجة: هناك من يلجأ في هذه الحالات إلى المعالجات المحافظـة، فقط في الحالات المنخفضة والقصيرة، ولكن هذه العلاجات لهـا أخطار من أهمّها إصابة الطفل بالتهاب الأمعاء،

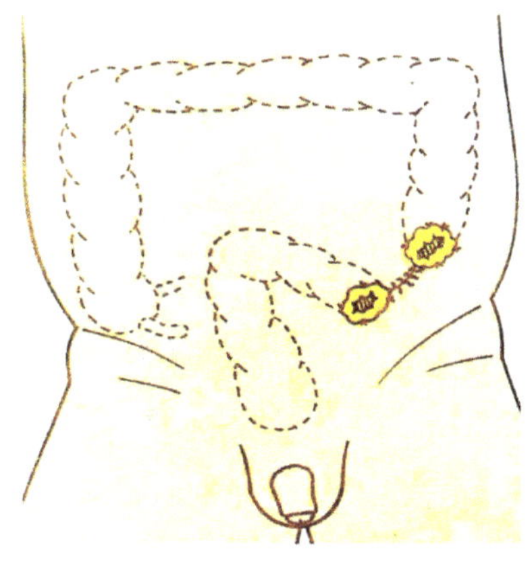

والقولــون الصاعق، أو انثقـاب القولـون بعد تعرّضـه لتحريـش دائم نتيجة الحقـن الباريتيّة، لذلك يجـب إجراء هذا العـلاج بإشـراف دائم للطبيـب. أمّـا العلاج الأساسـي لهذا المرض

فهو العلاج الجراحي الذي يعتمد على استئصال القطعة المعوية الخاليــة مـن الأعصاب، وإحـلال قطعة مكانهـا تحتوي على التعصيب، عن طريق السحب أو الفغر، وأحيانًا يتم إجراء مخرج فـي الجزء الجانبـي من البطن، بحيث يخـرج البراز إلى كيس يوضع على الفتحة (كولوسـتومي)، وهو إجراء مؤقّت يمتد من الستة أشهر إلى حوالى السنة ومن ثم يغلق.

وهناك عدّة طرق للجراحة نذكر منها عملية سوانسـن، التي تقوم على أساس الطريق البطني وحتى 2-3 سم من الشرج، حيث تُبتـر القطعة غير المعصبة ويسـحب القولون المعصب وتجري المفاغـرة ثم يغلق البطن. عملية سـوافيه تسلخ نهاية السـين والمستقيم حتى الشـرج، ثم ينزل القولـون المعصب وخياطة نهايته مع الشرج، باختصار شديد.

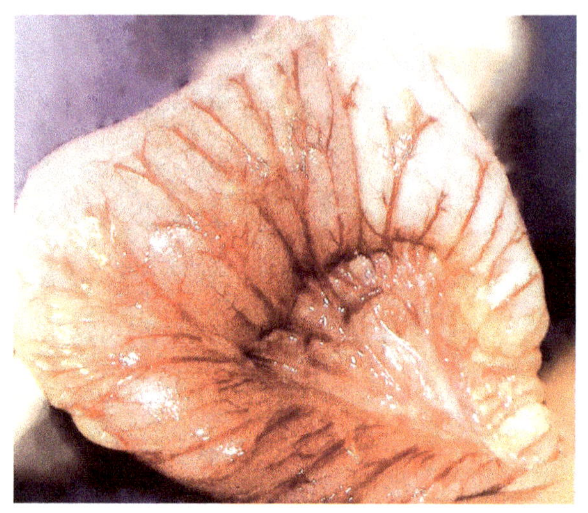

عملية دوهاميل

بشكل عام تقوم كل الطرق والعمليات بشكل أساسي بإحلال قولــون معصب مكان الجزء الخالي مــن التعصيب، لكي تعود للطفل وظيفة الحركات الحيويّة وبالتالي التبرّز الطبيعي، وهناك مضاعفات ما بعد العمل الجراحي والتي تتحسّن مع الوقت ومنها الإسهال، أو الإمســـاك، ومن ثم سلس الغائط، وكذلك حالات التأخّر في استعمال المرحاض، النزف من المستقيم، الحمى، تورّم البطـــن، وأخطرها قاطبة التهاب الأمعاء والقولون، أمّا من ناحية الجراحة تحديدًا، فلكل واحدة من هذه العمليات عدد من الاختلاطـــات نذكر منها النكس، وانســـداد القولون بالانفتال أو

الالتصاقات، التهاب القولون الصاعق، نواسير مكان المفاغرة، تضيّق العمل الجراحي، وسلس غائطي.

وأخيرًا، لا بُدّ من إعادة التّذكير بأنّه إذا أُصيب أحد الإخوة أو الأخوات في البيت الواحد، فإنّ الإخوة الآخرين مستقبلًا حتمًا معرّضين للإصابة نفسها، لأنّه كما ذكرنا سابقًا هو من الأمراض التي تنتقل وراثيًا وكذلك لهذا المرض ارتباط بحالات مرضيّة وموروثات أخرى معيّنة، كمتلازمة داون أو الطفل المنغولي، وغيرها من الاضطرابات التي يولد بها الطفل، مثل أمراض القلب الخلقيّة أيضًا. ولا بُدَّ عند المصابين بداء هيرشبرنغ من أخذ الحيطة والحذر من إصابتهم بالتهاب الأمعاء والقولون، الذي يُعتبر التّهديد الفعليّ لحياتهم. إذا ما أُصيب الطفل بالإمساك بعد الجراحة فيجب التركيز على تناول الأطعمة الغنيّة بالألياف، وتقديم الحبوب الكاملة والفواكه والخضراوات، وتجنّب إعطائه الخبز أو أيّ نوع من الأطعمة منخفضة الألياف، ويجب زيادة الأطعمة الغنيّة بالألياف بطريقة مدروسة ومتدرّجة وليس دفعة واحدة.

أمّا إذا كان الطفل في عمر لا يتناول الأطعمة الصلبة بعد، فيجب استشارة طبيب الأطفال لإيجاد بدائل عن حليب الأم، وقد يحتاج الطفل لاستعمال أنبوب للتغذية في البداية، كذلك يجب التركيز على زيادة تناول السوائل والماء وقد يلجأ أحيانًا إلى

استعمال الملينات التي تستعمل لتحفيز التبرّز وتخفيف الإمساك، وأيضًا الملينّات يجب أن تُعطى بطريقة متدرّجة ومدروسة، وأن نعرف عدد المرّات ومعرفة الفوائد والمخاطر.

ملاحظة مهمّة للأهل: الأسئلة التي يمكن أن يستفسر بها الأهل، عند مقابلة الطبيب المسؤول عن علاج طفلهم:

ما هي الأسباب المحتملة والمرجّحة للأعراض عند الطفل؟ ما هو التصرّف الذي يجب اللّجوء إليه لتخفيف الأعراض قبل وبعد الجراحة، إذا ما كان الطفل بحاجة لذلك؟ ما هي مخاطر الجراحة والاختلاطات المحتملة لها؟ ما هي التّوقّعات أثناء فترة تعافي الطفل، وهل هناك من نظام غذائي خاص يجب اتّباعه قبل وبعد الجراحة؟ ما هي الفحوصات التي يجب إجراؤها قبل الجراحة، وإذا ما كان هناك فحوصات أو إجراءات متمّمة بعدها؟ وكما ذُكر سابقًا وللأهمّيّة وباختصار في حالة إصابة الطفل بإمساك بعد العمل الجراحي، يجب مناقشة الطبيب حول تجريب تناول الأطعمة الغنيّة بالألياف وإدراجها ضمن تغذية الطفل، لتقديم الحبوب الكاملة والفواكه والخضروات، لأنّه يجب إضافتها رويدًا رويدًا. أمّا إذا كان الطفل بعمر لا يتناول الأطعمة الصلبة، يجب أن يُسأل الطبيب عن بدائل لحليب الأم التي تساعد على تخفيف الإمساك، ويجب التركيز على زيادة كمّيّة السوائل، لأنّه إذا تم استئصال جزء من القولون قد يواجه

الطفل مشــكلة امتصاص كمّيّة كافية مــن الماء، حيث أنّ تناول السـوائل يُساعد على تخفيف الإمسـاك، كذلك يمكن اللّجوء إلى استعمال الملينّات كتحاميل الغليسرين وغيرها من محفّزات البراز.

وأخيــرًا وليس آخرًا، يجب على الأهل قبل كل شــيء أن يكون هناك حســن اختيار للطبيب المعالــج، يكون عنده خبرة ملائمة ومميّزة لهذا النّوع من الجراحات عند الأطفال.

النوروبلاستوما
أو الورم الجذعي العصبي:

تمّ وصفه لأوَّل مرَّة في عام 1864 من قِبل الطبيب الألماني رودولف فيرشو، ثم أُطلق عليه جيمس هومر رايت اسمًا لاحقًا في عام 1910، ولا يزال الورم الأرومي العصبي النوروبلاستوما لغـزًا، على الرّغم من عقود من البحث والخبرة السـريرية. هو ورم غير متجانس بشـكل لا يُصـدَّق، وله تاريخ طبيعي يتراوح من الإنحدار والحل الكامل، إلى التقدّم مع ورم خبيث والموت في نهاية المطاف. تحسّنت النتائج بالنسبة للمرضى الذين يعانون من ورم أرومي عصبي منخفض ومتوسط الخطورة، إلى حدٍّ كبير من خلال التَّعرّف على المضاعفات المرتبطة بالعلاج.

النوروبلاسـتوما هو من أكثر الأورام الصّلبة شيوعًا خارج الجملة العصبية المركزية، وأكثر ورم خبيث شـيوعًا يُشاهَد عند الرّضع، حيث ينشـأ هذا الورم من خليّة تُسـمّى النوروبلاست وهـي توجد على طول السلسـلة والجهاز الـودي الممتدّ من قاعـدة الجمجمة إلى منطقـة العجز، وكذلك في الغدة الكظرية الواقعة فوق الكلية و المفرزة للادرينالين، يمثل 3.8% من مجموع سـرطانات الأطفال وذروة حدوث النوروبلاسـتوما ما بين 4-6

سـنوات، وفي 50٪ من الحالات تُشـاهَد بعمر السنتين ويكون تموضعـه في البطن بحوالـى 60٪، أمّا في الصدر حوالى 15٪، وفـي الـرأس 2٪، و3٪ في الحـوض، والباقي في أماكن أخرى يصيب الذكور أكثر من الإناث. وحسب الدراسات نسبة حدوثه 1/ 7000 ولادة، فـي الولايات المتحدة يُشـخَّص حوالـى 670 حالة في العام، وهناك دراسات حديثة تُشير إلى أنّه في السنوات الأخيرة ارتفع معدّل البقاء على قيد الحياة، لمدّة خمس سنوات عند المصابين بالمرض إلى 94٪ في الأطفال الذين تقلّ أعمارهم عن السنة وإلى حوالى 85٪ في المرضى الذين تتراوح أعمارهم 1–14 سنة.

يُعلّل حدوث الورم بأنّه نتيجة فشل الخلايا العقدية العصبية فـي النُّضج، ونتيجة شـذوذات دنا، خلايـا الأرومات العصبيّة تتحـوّل إلى خبيثة، والشّـذوذات تحدث نتيجـة حذف الذراع الصغيـر للصبغي 1–36، مع فقـدان متغاير للذراع الطويل على الصبغـي 14، ولا بُدَّ من التّذكير أنَّ هناك كابحة للخلايا الورميّة تُدعى ترك، تُسيطر على الخلايا الورميّة وتمنعها من التّطوّر ولكن عنـد تفعيل المورثات الخبيثة يتم تحييد ترك أو منعها من القيام بعملها، ولا بُدَّ من الإشارة إلى أنَّ هذا الورم قد يكون مترافقًا مع بعض التّشوّهات الولادية كداء هيرشبرنغ، أو الفيوكروموسيتوما.

أعراض وعلامات المرض:

الأعراض والعلامات تختلف حسب حجم الورم وانتشاره وتموضعه، فإذا كان تموضعه في البطن يكون على شـكل كتلة بطنيّـة، أحيانًا تأخذ أحجامًـا كبيرة مترافقة مع أعراض هضميّة، وألـم بطنـي مترافق مع انتفاخ البطن، مع إمسـاك وصعوبة في التبـوّل. أمّا إذا كان في الرّقبة أو الصدر يكون على شـكل كتلة صلبة تضغط على الأوعية الدّمويّة؛ ما يُسـبّب متلازمة الأجوف العلويّ، ومن أعراضها تورّم الوجه والرّقبة وأعلى الصّدر، وتغيّر لون الجلد إلى الأحمر المزرقّ في بعض الأحيان، كذلك تترافق مع ألم في الصّدر مع ضيق في التّنفّس مع سعال. أمّا في الرّأس أول مـا يلاحظ هو جحـوظ العينين، وقد يكون في عين واحدة مع هالة سـوداء حول العينين، تُدعى العين السوداء وكأنّ الطفل تلقى لكمة على عينيه.

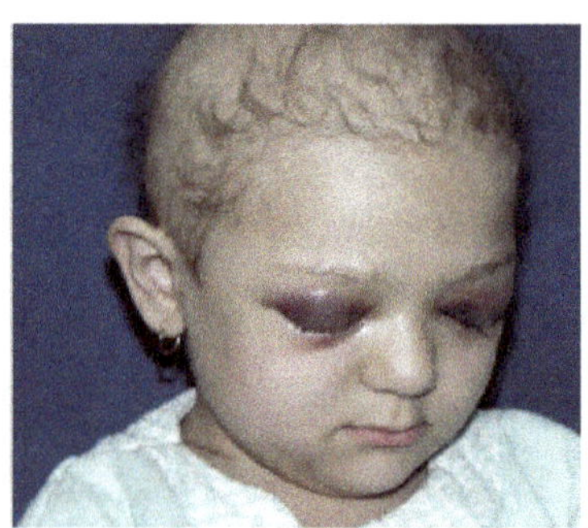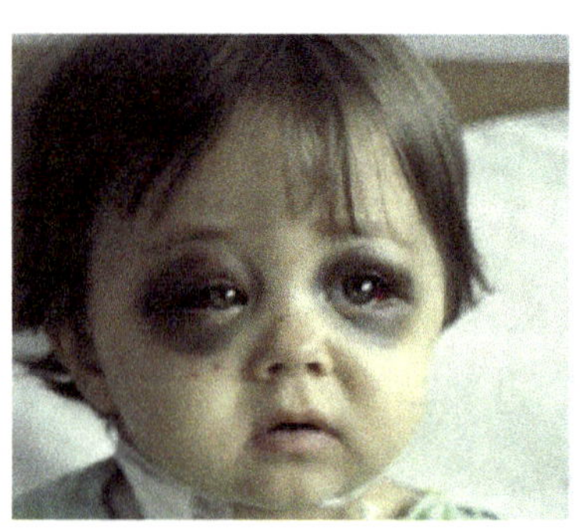

قـد يؤدّي أيضًا، في حال إصابة العقد الرّقبيّة العلويّة، إلى حدوث متلازمة هورنر أي انسدال جفن العين مع ضيق الحدقة، نتيجـة إتلاف الأعصاب المحيطة بالعين، وقد يُلاحظ أيضًا عدم التعرّق في جانب واحد من الوجه، لكن هناك أعراض وعلامات عامّـة بغضّ النظر عن التّموضع، وتكون على شـكل نقص في الشّهيّة مع شحوب، وإقياءات، وفقدان وزن مع ارتفاع الحرارة، وخفقان في القلب، وإسـهال أو الإسـهال المائي: في حالات نادرة، قد يعاني الأطفال من إسهال مائي شديد ناجم عن إفراز الورم للببتيد المعوي الفعّال في الأوعية، أو قد يعانون من اعتلال معـوي فاقد للبروتين مع توسّـع الأوعية اللّمفاوية المعوية. قد يحدث إفراز ببتيد معوي نشـط في الدم (حيث يكون الإسـهال هو العـرض الأول للورم الأرومي العصبي)، وقد يظهر مع بدء العلاج الكيميائي، أو قد يصبح واضحًا في بعض الأحيان لاحقًا أثناء العلاج. يؤدّي استئصال الورم إلى تقليل إفراز الببتيد المعوي الفعّال في الأوعية، إرهاق وتعب، وضعف في الساقين، وارتفاع الضغط الشّـرياني نتيجة زيادة الكاتيكولامينات، لكن من أهمّ الأعراض التي تُشـير إلى هذا الورم، الآلام المفصليّة والعظميّة بشـكل عام، لأنّ هذا الورم يُحـدث انتقالات بعيدة إلى العظام بالدرجة الأولـى، لذلك قد يلتبس مع الآلام الرثوية المفصلية، ولا بُـدَّ من الإشـارة إلى أنّ العرض السريري للورم الأرومي العصبي لدى المراهقين يُشـبه نظيره عند الأطفال، والاستثناء

الوحيد هو أنّ إصابة نخاع العظم تحدث بشكل أقلّ تكرارًا عند المراهقيـن، وهناك تواتـر أكبر للنّقائل في مواقع غير عاديّة مثل الرّئة أو الدماغ.

انتقالات النيروبلاسـتوما: تكون إمّا بالطريق اللّمفاويّ إلى العُقد اللّمفاويّة القريبة ومن ثم البعيدة، وإمّا بالطريق الدموي إلى الكبد وكما ذكرنا سـابقًا إلى العظام الطويلة والمسطّحة، كذلك الانتقـال إلى الجملة العصبيّـة المركزيّة لكن في بعض الأحيان يكون سَـير المـرض بطيئًا وفي أحيان أخرى قد يحدث شفاء عفـويّ نتيجة موت الخلايا الورَميّـة أو تحوّلها إلى خلايا وديّة ما يحوّل الورم إلى ورم حميد. لكن في كثير من الأحيان يكون السَّـير سـريعًا جدًا، ما يصعب على الطبيب تحديد نقطة البداية بشكل دقيق وأحيانًا، مع الأسف الشديد، يتمّ تشخيص الورم بعد أن يكون قد انتشر ووصل لمراحل متقدّمة.

تحديد الانتقالات تتمّ على الشكل التالي:

المرحلة الأولى: يقتصر الورم في تموضعه على منطقة واحدة دون الوصول للعضلة، وتتمّ إزالته بالكامل بواسطة الجراحة.

المرحلـة الثانيـة: يقتصر وجوده على منطقـة واحدة لكنّه أصاب العضلة دون تخطّي الصِّفاق، لكن ما زال بالإمكان إزالته بالكامل بواسطة الجراحة.

المرحلــة الثالثة: الورم تخطّى صفاق العضلة، يمكن إزالته بالكامل، لكنّ الخلايا السرطانية توجد في العقد اللّمفيّة القريبة.

المرحلــة الرابعة: يجتاز الحجاب الحاجز وهناك انتشــار للــورم في العقد اللّمفيّة البعيدة أو العظام ونخاع العظم والكبد، لا يمكن إزالة الورم بالكامل بواسطة الجراحة، ويوجد ما بين كل مرحلة أيضًا شبه مرحلة يمرّ بها الورم للانتقال إلى المرحلة التي تليها.

التشــخيص: يبــدأ أوّلا بأخــذ القصة الســريرية للمريض والسّوابق الشخصية والعائلية، ومن ثم الفحص السريري للتأكّد ما إذا كانت الكتلة مجسوسة، حيــث أنّه ورم قاسٍ وغير مؤلم عند الجسّ، ومن ثم يتمّ إجراء فحوصات شعاعية تشمل صورة للصدر والبطن، بالإضافة إلى الصورة الصوتية أو السونوغرام، والســكانراو (التصوير الطبقي المحــوري) الذي يعطينا صورة شديدة التفصيل، والرنين المغناطيسي، كذلك البيتسكان.

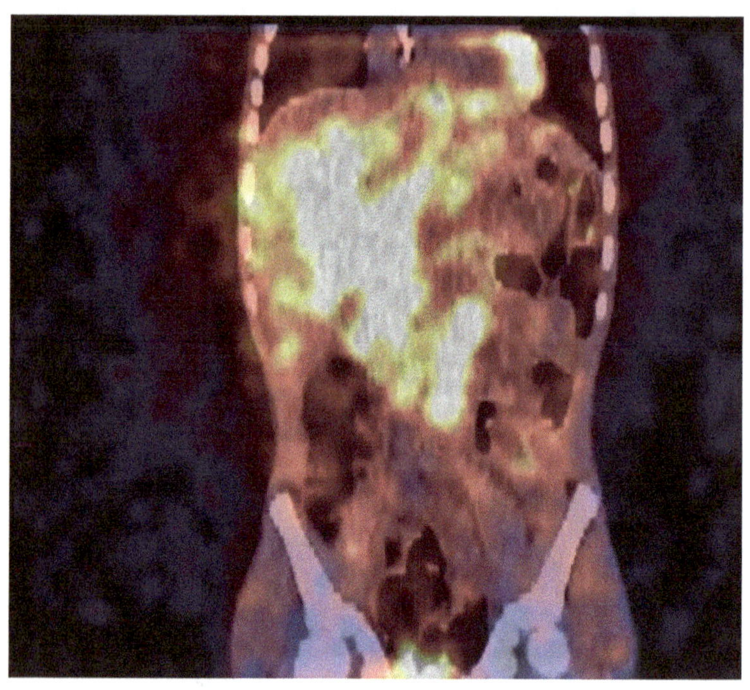

وقـد نلجـأ إلى إجراء صورة ظليلــة للجهاز البولي، كذلك إجراء المسـح العظمي للبحث عن الانتقالات إذا وُجدت، أمّا الفحوصـات المخبرية فتُظهر لنا فقـر دم، لكنّ تعداد الكريات البيـض يبقـى ضمن الحـدود الطبيعية، وكذلـك الفحوصات تشمل وظائف الكبد، والكلية، وشوارد الدم، وعلينا أن لا ننسى الخزعة الاستئصالية أو خزعة من الورم، لفحص الخلايا ووضع التشخيص الدقيق، كذلك يُجرى بزل لنقي العظام، بحثًا عن خليّة النوروبلاست التي تُشكّل تجمّعات تُدعى (الروزيت)، كذلك يتم

جمع بول 24 ساعة بشروط معيّنة، والتأكّد من ارتفاع حاصلات الكاتيكولامينات، الفانيل مندليك أسـيد، كذلك يمكن كشـف حمض السيستونين لدى أكثر من 65٪ من المرضى.

وبشكل عام يتطلّب تشخيص الورم الأرومي العصبي مشاركة أطبّـاء علم الأمراض، الذين هم على دراية بأورام الأطفال، لأنه من الصعوبة بمكان ما التّمييز بين بعض أورام الأرومة العصبية من الناحية الشكلية، من خلال الفحص المجهري الضوئي التقليدي باستخدام صبغة الهيماتوكسـيلين والإيوسين فقط، وبين أورام الخلايا الزرقاء الصغيرة المسـتديرة الأخرى في مرحلة الطفولة، مثل الأورام اللّمفاويّة، وسـاركوما إيوينج، والساركوما العضلية المخطّطـة، وفي مثل هذه الحـالات، قد تكون هناك حاجة إلى تحليل كيميائي مناعي ووراثي خلوي، لتشخيص ورم محدّد في الخليّة الزرقاء الصغيرة المستديرة.

المعيار الأدنى لتشـخيص الورم الأرومي العصبي، هو أنّ التشخيص يجب أن يعتمد على أحد الأمور التالية:

تشـخيص مرضي لا لبس فيه، يتمّ إجراؤه من أنسجة الورم عن طريق الفحص المجهري الضوئي (مع أو بدون علم الأنسجة المناعي أو المجهر الإلكتروني).

مزيـج من نضح العظم أو خزعة التريفين التي تحتوي على

خلايا ورم لا لبس فيها (على سبيل المثال كتل الخلايا الإيجابية المناعية)، وزيادة مستويات مستقبلات الكاتيكولامينات البوليّة، ومن خلال دراسة ومراقبة التراجع التلقائي للورم الأرومي العصبي الجنيني/ الوليد.

لقد تمّ وصف ظاهرة التراجع التلقائي بشكل جيّد عند الرّضّع المصابين بالورم الأرومي العصبي، وخاصة عند الرّضّع الذين تمّ تشخيص إصابتهم بالورم. وهناك توصيات فيما يتعلّق بالحاجة إلى خزعة تشخيصيّة فوريّة عند الرّضّع الذين تبلغ أعمارهم 6 أشهر أو أقلّ ويشتبه في إصابتهم بالورم الأرومي العصبي، والتي من المحتمل أن تتراجع تلقائيًا، وكذلك في حالات نادرة، يمكن اكتشاف الورم الأرومي العصبي قبل الولادة عن طريق تصوير الجنين بالموجات فوق الصوتية.

المعالجة: إنَّ المعالجة تعتمد على عدد من العوامل وأهمّها على عمر المريض، ومرحلة المرض، وتموضع الورم، حيث أنّه إذا كان خلف البريتوان يكون أكثر خباثة من التموضعات الأخرى، وإلى أيّ مدى انتشر، لذلك تشمل المعالجة الجراحية التّامّة إذا كان المريض في المرحلة الأولى التي قد تكون كافية.

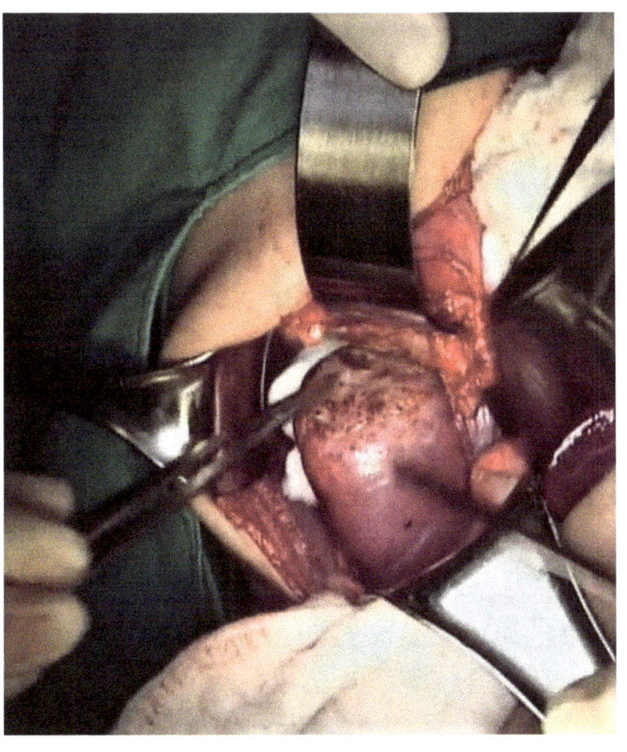

أمّا إذا كان في المرحلة الثانية، الاستئصال الجراحي غير تام، عندها يتشـارك مع العلاج الشعاعي. أمّا في المرحلة الثالثة يكون العلاج بالإضافة إلى الاسـتئصال الجراحي مُتشاركًا مع العلاج الكيماوي، الذي يشمل الفنكريستين والسيكلوفوسفاميد والأدريامايسـين والسيسيبلاتين، والعلاج المناعي بالإضافة إلى التشعيع الموضعي، حيث يستعمل الميتا ايودوبنزيل غوانيتيدين وهي مادة مشعّة أو ما يُعبَّر عنه: أمايبج.

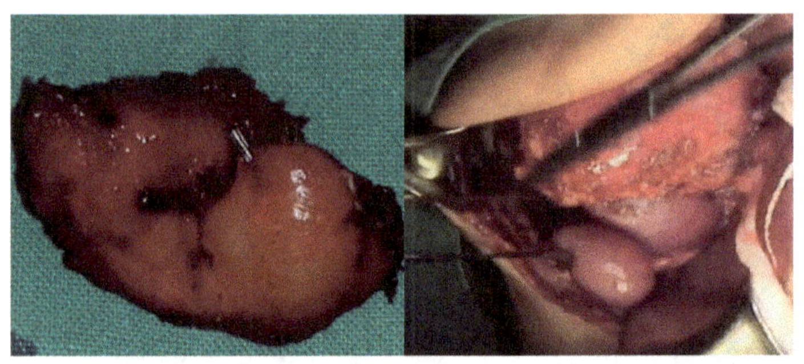

أمّا في المرحلة الرابعة فإنّ العلاج الشـعاعي أوّلًا، ومن ثـمّ العلاج الجراحي، ومن ثمّ الكيماوية والمناعية والشـعاعية الملطفة، خاصة في حالة الانتقالات العظميّة، ومعالجة الأعراض العامة مثل فقر الدم. ومن الجدير ذكره أنّ الورم إذا كان تموضعه خلف البريتوان، كما ذكرنا سابقًا، يكون أكثر خباثة وأكثر عدوانيّة من أماكن أخرى.

وأخيرًا وليس آخرًا، إنّ العمر يلعب دورًا مهمًا في الشـفاء، وإنّ نسبة الشفاء عند صغار السن أفضل بكثير من غيرهم، حيث أنّ معـدل الحياة عند الأطفال دون السـنة تتجاوز 83٪، أمّا في الأعمار الأكبر فإنّ هذه النسـبة تكون أقلّ من ذلك بكثير. ومن المُلاحظ أنّه كلّما كان عمر الطفل أكبر والانتشـار أوسـع، كلّما كان الورم أشـدّ خبثًا وأكثر عدوانيّة ومقاومة للعلاج، وبناء على ما تقـدّم يرتبط الإنذار والعلاج بعدد من الأمور المهمّةن كعمر المريض عند تشخيص المرضن والسّمات البيولوجية، والموقع

الأساسي للورم، والمرحلة التي هو فيها، لكي نستطيع تحديد نسبة الاستجابة للعلاجات.

النفروبلاستوما أو ورم ويلمز

سُـــمّيَ بورم ويلمز نسبةً إلى الجرّاح الألماني ماكس ويلمز (1867 – 1918). توفّي هذا الجرّاح خلال الحرب العالمية الأولى بعد إصابته بالديفتيريا.

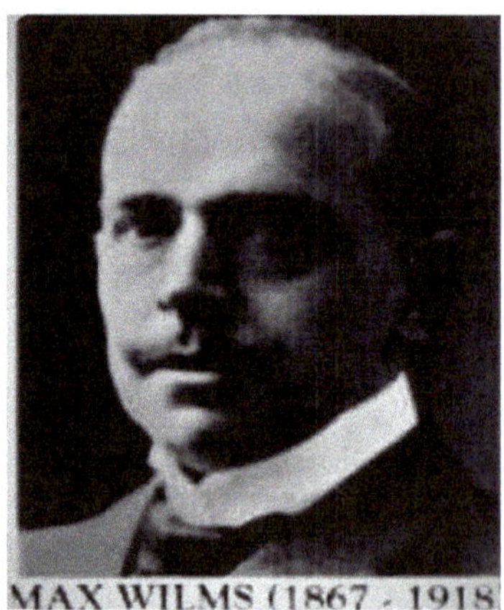

يُعتبــر هذا الورم من أكثر وأشــهر الأورام الكلويّة والكتل البطنية مُشــاهدةً عند الأطفال. حيث أنّ ذروة حدوثه مابين 2-4 ســنوات، ويصبح أقلّ شــيوعًا بعد عمر الخمس سنوات، ونسبة حدوثه تقريبا 100000 /1 ولادة ما بين عمر سنة وأربع سنوات، ومتوسّط عمر التشخيص 2.5 سنوات. وإنّ نسبة حوالى 15٪ منه وراثي، وأكثر من 70٪ غير متعلّق بالوراثة وعادةً 90٪ في جانب واحد.

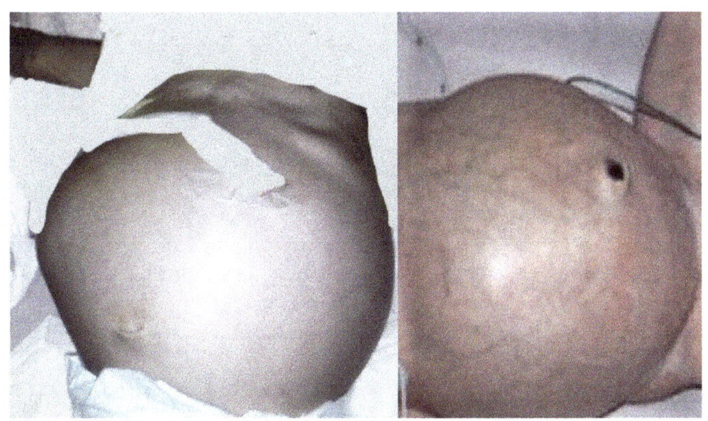

يُلاحظ في الولايات المتّحدة أنّ الأمريكيّين من أصل أفريقي يزداد الخطر لديهم للإصابة بالورم، مقارنةً مع أطفال من أجناس أخرى. يترافق حوالى ٪10 منه مع تشـوّهات ولادية، كالأحليل التحتي، أو الخصية الهاجرة، أو الكلية بشـكل نضوة الفرس، أو حالة الضخامة الشّقّيّة -أي أنّ جانبًا من الجسم أكبر من الجانب الآخر-، متلازمة واغنر، و انعدام قزحيّة العين. ويكون بنسبة ٪7 ثنائي الجانب، ويُلاحظ أنّ الكلية اليُسرى أكثر إصابة بالورم من الجهـة اليُمنى، ويبدأ المرض عندما تحدث أخطاء في الحمض النـووي؛ تؤدّي إلى إمكانيّة نموّ وانقسـام الخلية بطريقة لا يتمّ السـيطرة عليها، فتتراكم تلك الخلايا العشوائيّة النّموّ والانقسام، وتُشكّل الورم، وهذه العملية تتمّ في خلايا الكلية.

الأعـراض والعلامات: العمر والوزن يلعبـان دورًا مهمًّا،

حيث أنّ الأطفال الذين تقلّ أعمارهم عن العامين، والأورام التي زنتها أقلّ من 550 غرام، يكونون أقلّ عرضة للخطر من المرضى الآخرين، إذا كانوا بالمرحلة الأولى. ولا بُدَّ من الإشارة إلى أنّ أهـمّ وأوّل عرض هو وجود كتلة بطنيّة في الخاصرة، لا تتجاوز الخط المتوسّط، كما في النوروبلاستوما، يمكن أن تكتشفها الأم أثنـاء تبديل فوط الرّضيـع أو الطفل. هذه الكتلة مؤلمة بالجسّ بعكس النيروبلاستوما، مُترافقة بالإضافة إلى الألم البطني، انتفاخ في البطن. أمّا التّرفّع الحراري، غثيان وإقياء، مع فقدان الشّهيّة – فهي نادرة الحدوث وتُشاهَد فقط عند حوالى 10% من الحالات. كذلك يحدث إمساك وضيق نفس، اِرتفاع الضغط الدموي، نتيجة تفعيل نظام الرينين– انجيوتنسين وذلك في حوالى 25-30% من الحالات البيلة الدموية، تُشـاهَد بشـكل خاص بعد إجراء جسّ البطن، وهنا لا بُدَّ من التحذير من جسّ البطن المتكرّر عند المشتبه به بالإصابة بورم ويلمز، لأنّ تكرار الجسّ يمكن أن يسبّب انتشار الخلايـا الورميّة إلى الوريد الكلـوي، ومنه إلى مناطق وأعضاء أخرى في الجسم، ويتمّ ذلك بهرس الخلايا الورميّة وانتقالها عبر الوريد الكلوي، لذا يُرجى عدم تكرار الجسّ.

التصنيف المرحلي للورم:

إنّ تصنيف الورم يعتمد على نتائج المعالجة المسبقة قبل إعطاء العلاج الكيميائي أو الشـعاعي، وتُحدّد مرحلة الورم مع

الأخـــذ بعين الإعتبـــار التموضع المحلي للـــورم، والانتقالات البعيـــدة التي تتمّ أوّلًا إلى الجوار، ومن ثمّ إلى العقد اللّمفاويّة، وإلـــى الكبد في حال وجوده في الكلية اليُمنى، وانتقالات بعيدة بشـــكل انتقائي إلى الرّئة، ويمكن أن ينتقل إلى العظام، والجملة العصبيّة المركزيّة. والجدير ذكره أنّ ورم ويلمز كالنيروبلاستوما، يتـــمّ تصنيفه اعتمادًا على حجم الورم وتموضعه وانتشاره، مع العلـــم أنّـــه ما بين كل مرحلة وأخرى يوجد ما يُسـمّى ما تحت المرحلة أو مرحلة عبوريّة إلى التي تليها.

المرحلة الأولى: يتواجد الورم ويتموضع بكلية واحدة، ولم يتخطّى الكبسـولة أو الأوعية الكلويّة المجاورة ويمكن إزالته تمامًا جراحيًا.

المرحلة الثانية: يجتاز الكبسـولة ويصل إلى محفظة الكلية والأنسـجة المجاورة للكلية والدهون دون أن يتخطّاها، ومازال بالإمكان إزالته تمامًا بالجراحة مع عدم وجود خلايا ورَميّة على هامش وحافّة الجراحة.

المرحلة الثالثة: يبقى الـورم المجهري بعـد الجراحة، والهوامش الجراحية إيجابيّة، وينتشر خارج منطقة الكلية بالقرب من الأوعية الدّمويّة، ثمّ اللّمفاويّة والخلايا البريطوانية، ولا يمكن إزالته بالكامل بالجراحة.

المرحلة الرابعة: انتشارات بعيدة ونقائل دمويّة وعُقد لمفاويّة خارج البطن، ومن ثمّ يصل إلى الرئتين والكبد والعظام.

المرحلة الخامسة: يتواجد في الكليَتين.

الفحوص الشعاعية والمخبرية:

فحــص دم شــامل حيث يمكن ملاحظة ارتفــاع الألفافيتو بروتييــن عندهم، بالإضافـة إلى فحص بول حيث تظهر فيه بيلة دمويّة، وقد نجد حمض الهيالورونيك في بولهم.

هناك حاجة إلى تعداد دم كامل وفصيلة الدم، لأنّ الأطفال قد يعانون من فقر الدم عند الجراحة. تعتبر دراسات التخثّر مهمّة أيضًــا، نظرًا لاحتمال الإصابة بمرض فون ويلبراند المكتسـب، والذي تمّ الإبلاغ عنه في المرضى الذين يعانون من ورم ويلمز والأورام الخبيثــة الأخــرى، ومن الواضح أنّ له آثارًا مهمّة على الجراح في البداية، تمّ اعتبارها غير ذات أهمّيّة ســريريًا، إلّا أنّ التقارير الأخيرة عن النزيف الغزير أثناء العمليّة التي توقّفت فقط بعد ربط الأوعية الكلويّة قد تناقضت (PT) وزمن الثرومبوبلاستين الجزئي (PTT).

إضافة إلى اختبــارات التصوير، وفي مقدّمتها صورة ظليلة للكلية حيث تبدو كلية صامتة أو مفرزة وقد تشوّهت كُؤيساتها الأمواج فوق الصوتية، والتصوير الطبقي المحوري.

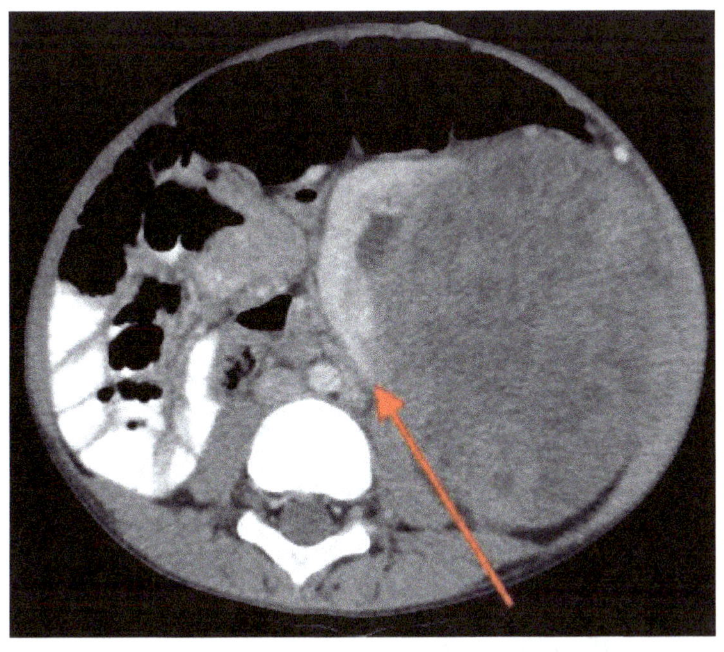

علامة المخلب الكلاسيكية

بالإضافـة إلى مناظـر البطن، يجب إجراء التصوير المقطعي الرّئوي، لأنّ الورم ينتقل إلى الرّئتين والكبد، ما بين ٪13 إلى ٪15 من المرضى سـيعانون من نقائل رئويّة وقد يتطلّب الأمر إجراء خزعة للتمييز بين الأمراض الحميدة والخبيثة، والعلاج المباشر، وهذا مهمّ بشـكل خاص لـلأورام في المرحلة المنخفضة، لأنَّه وجد أنّ ما يصل إلى ثلث الآفات الرّئويّة التي يقلّ طولها عن 1 سم ليست من النوع النقيلي.

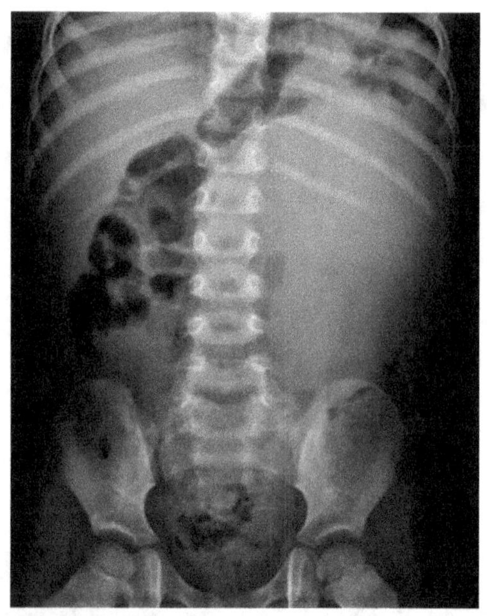

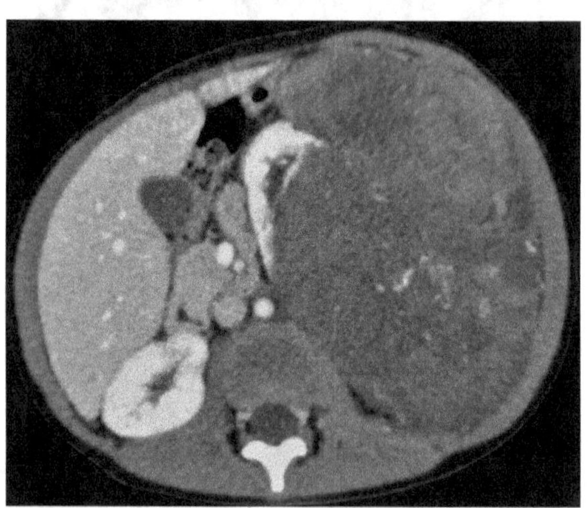

الرنين المغناطيسي، وصورة للصدر، وفحص العظام، للتأكّد من تخطّيه الكلية ووجود انتقالات بعيدة.

التدبير والمعالجة :

على الرغم من أنّ الجراحة هي العلاج الأساسي للمرضى الذيـن يعانون من ورم ويلمز، فإنّ نموذج العلاج الحالي يعتمد على المخاطر، ويتطوّر باسـتمرار لتحقيـق التوازن بين العلاج والسّمية. يتمّ إعطاء العلاج الكيميائي لمعظم الأطفال المصابين بورم ويلمز، ويسـتخدم العلاج الإشـعاعي فـي الأطفال الذين يعانون من مرحلة أعلى من المرض.

إنّ المعالجة الأساسيّة بالدرجة الأولى الجراحيّة، كما ذكرنا سـابقًا، ولكن ما هي أهداف الجراحة وكيف تؤثّر على العلاج الإضافي؟

الهـدف الأول للجراحـة هي إجـراء عمليّـة آمنـة، وإزالة الكلية المصابة دون انسـكاب خلايا ورَميّة أثناء العمليّة، وأخذ عيّنـات من العُقد اللّيمفاويّة، وتوثيـق جميع النتائج مثل تمزّق الورم قبل الجراحة أو أثناء العمليّة والامتداد إلى هياكل أخرى، ووجـود الورم في الصّفاق، ويُعدّ الفشـل فـي أخذ عيّنات من العُقد اللّيمفاويّة هو الخطأ الجراحي الأكثر شـيوعًا الذي يرتكبه الجرّاحون بدون أخذ عيّنات من العُقد اللّيمفاوية. لا يمكن تنظيم مرحلة الطفل بشكل صحيح لمعرفة درجة تطوّر الورم وإلى أيّ مرحلـة قد وصل. يعاني بعض الأطفـال من أورام مختلفة وقد

لا يحتاجون إلى العلاج الكيميائي أو العلاج الإشعاعي لتحقيق الشفاء، ولكن يجب معرفة حالة العُقد الليمفاوية لتحديد مرحلة المرض بدقّة.

يتطلّب التّمزُّق قبل الجراحة والانتقالات الصّفاقية إشـــعاع البطن بالكامل وزيادة العلاج الكيميائي. يتطلّب انسـكاب خلايا ورَميّـــة أثناء العمليّة الجراحيّة مـــن الورم أو الحالب أو الأوعية الدموية، إشعاع الخاصرة وزيادة العلاج الكيميائي. يؤدّي الفشل في إعطاء العلاج الإشعاعي أو الكيميائي في هذه الحالات إلى زيادة خطر الانتكاس. يجب أيضًا الحصول على الوصل الوريدي المركزي إذا كان ذلك مناسبًا باستخدام قسطرة أو منفذ نفقي في الوقت نفسه إنْ أمكن. ينبغي إجراء مناقشة مع فريق التخدير حول إدارة الألم بعد العمليّة الجراحيّة كما قبل الجراحة.

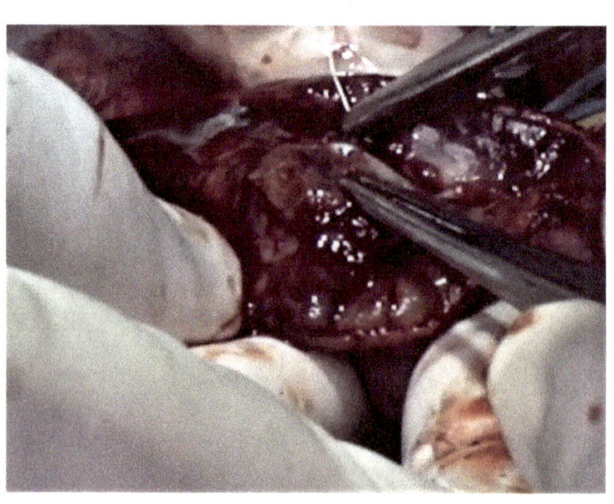

أمَّا بالنسبة للمعالجة الكيماوية والشعاعية، أحيانًا قد نضطر للبــدء بالمعالجة الكيماوية أوّلًا في حال كان حجم الورم كبيرًا ومن الصعب اسـتئصاله بشــكل تام، وذلك لمدّة حوالى أربعة أسابيع، حيث يصغر حجم الورم وتتّضح معالم تموضعه بشكل أفضل، ما يُسهِّل عمل الجرّاح، وبشكل عام، فإنّ الجراحة تختلف أيضًا تِبعًا لمرحلة السرطان، حيث يكون الاستئصال أحيانًا جزئيًا للكلية، حيث ترسـل الأنسجة المستأصلة إلى التشريح المرضي لتحديد النوع ودرجة الخباثة بشكل دقيق.

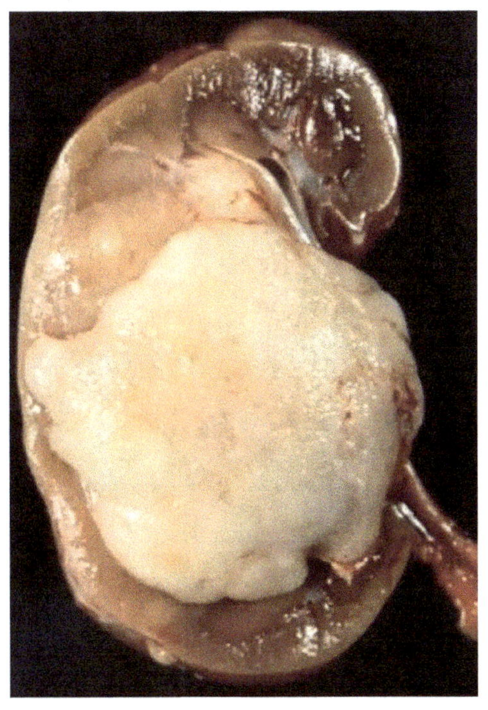

وأحيانًا أخرى يكون الاستئصال جذريًا، بما في ذلك الغدّة الكظريــة المجاورة للكلية، وجزء من الحالب مع تنظيف وإزالة العقـد اللّمفيّة المجاورة. أمّا في حـال وُجِد الورم في الكليَتين يحاول الجرّاح إزالة القسم الأكبر من النسيج السرطاني، وعندها يحتاج الطفل إلى غسيل الكلى.

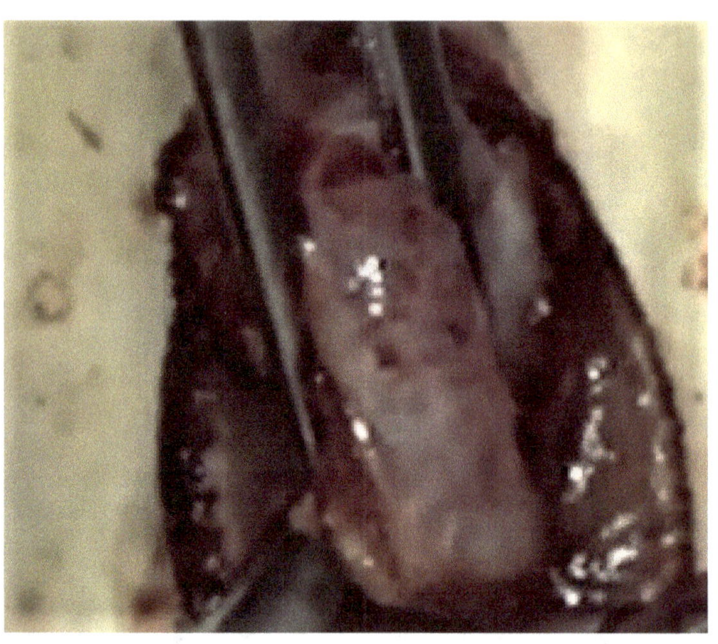

أمّا بالنسبة للعلاج الكيماوي، فهناك أدوية فعّالة تعمل على قتل الخلايا السرطانية في كل الجسم بشكل عام، لكن لها تأثيرات جانبيّــة، أحيانًــا تكون مزعجة ليس فقط للطفل بل للأهل أيضًا،

كسقوط الشعر، أمّا بقيّة التأثيرات الجانبيّة تكون على شكل غثيان وإقياء مع فقدان الشَّهيّة. كذلك لا ننسـى الإِلتهابات الإِنتهازية التي تُشـارك العلاج الكيمـاوي. وفيما يلي أحد البروتوكولات العلاجيّة المستخدمة:

Regimen	Agents
EE4A	vincristine and dactinomycin
DD4A	vincristine, dactinomycin, doxorubicin and possibly radiation therapy
regimen I	vincristine, dactinomycin, doxorubicin, cyclophosphamide (CPM1), and (etoposide (ETOP
regimen M	vincristine, dactinomycin, doxorubicin, cyclophosphamide and etoposide
revised UH-1	vincristine, dactinomycin, doxorubicin, cyclophosphamide, carboplatin, and etoposide
revised UH2	vincristine, dactinomycin, doxorubicin, cyclophosphamide, carboplatin, etoposide, and irinotecan
vincristine/ irinotecan window therapy	vincristine and irinotecan in conjunction with revised UH-1 or revised UH-2 depending on response

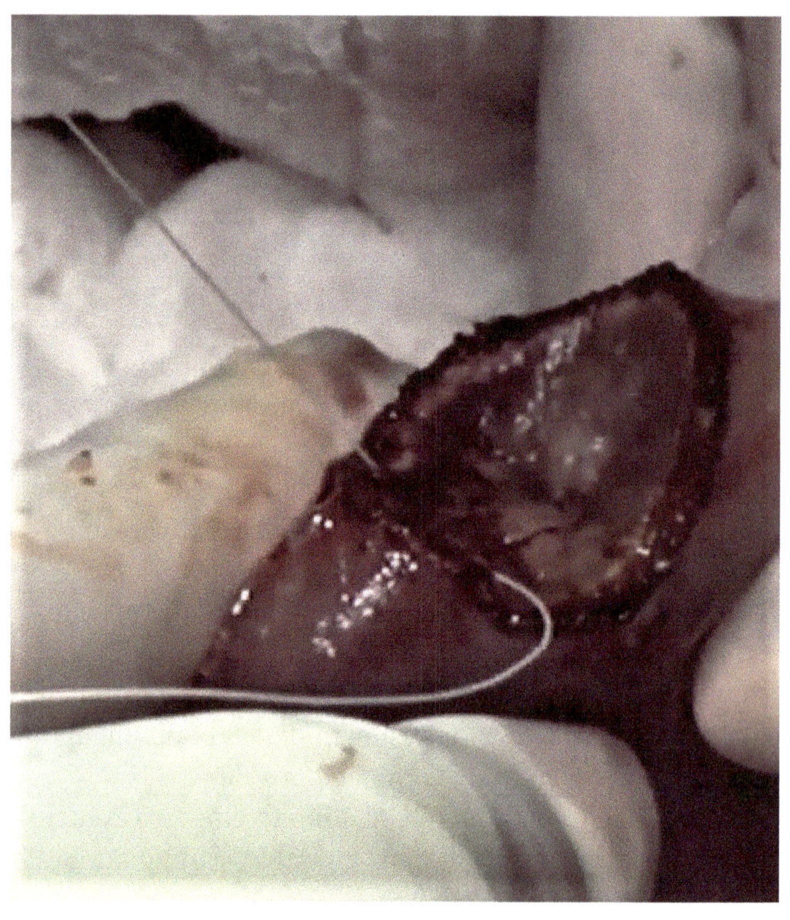

ما هو دور الأشعّة البطنيّة والرّئويّة في علاج الأطفال المصابين بورم ويلمز؟

العـلاج الإشــعاعي يقلّل من تكرار المـرض المحلّي في

المرضـى الذين يعانون مــن انتقالات المرض إلـى البطن في المرحلة الثالثة من تطوّر المرض، ويتمّ استخدام إشعاع الخاصرة في معظم الحالات مع إشـعاع البطن المخصّص لأولئك الذين يعانون من تمزّق قبل الجراحة وتمزّقات كبيرة، ويكون إشعاع الخاصرة أكثر فعاليّة إذا تمّ إعطاؤه خلال عشــرة إلى أربعة عشر يومًا بعد استئصال الكلية.

لقد شــهد علاج مرض الرّئة الناتــج عن الإنتقالات تطوّرًا كبيــرًا، على أمل تقليل العلاج لتجنّب الآثار المتأخّرة. خمسـة عشــر بالمئة من الأطفـــال الذين يتعرّضون للإشـعاع الرّئويّ؛ سيصابون بسرطان الثدي في المرحلة الرابعة. يتمّ إعطاء المرضى الذين لديهم أنسـجة مواتية العلاج الكيميائي ثلاثي الأدوية؛ إذا تمّ الشّفاء من جميع الأمراض الرّئويّة خلال ستّة أسابيع، عندها يمكن لهؤلاء المرضى تجنّب العلاج الإشعاعي الرّئويّ. يحتاج المرضى الذين يعانون من مرض رئوي مستمرّ بعد ستة أسابيع من العلاج الكيميائي إلى العلاج الإشعاعي.

أمّا بالنسـبة للعلاج الشــعاعي يُستخدم بعد الجراحة لقتل الخلايا السرطانية التي لم يتمّ إزالتها بالجراحة، ويتمّ بإعطاء حزم عالية من الطاقة، لكن له أيضًا تأثيرات جانبيّة، كالغثيان والإقياء والإسـهال مع إعياءٍ شديد وتهيّج في الجلد. وهناك مدارس لا تُفضّل إعطاءَه للأطفال، وذلك حسب المرحلة العمرية. علمًا أنّه

في الآونة الأخيرة هناك تطوّر في العلاج الشعاعي بالبروتونات، وهو علاج مُوَجّه عالي الدّقة، يدمّر الخلايا السرطانية مع الحفاظ على الخلايا السليمة، وقد يُصبح هذا العلاج خيارًا للسيطرة على السـرطان الذي ينتشر إلى أماكن أخرى. ولا بُدَّ من الإشارة إلى أنّ معالجة ورم ويلمز قد تطوّرت تطوّرًا رائعًا، فأصبحت نسبة الشفاء لدى عمر خمس سنوات تتخطّى الـ95٪ في بعض المراكز الطّبّية، وأنّ نسـبة الشـفاء من هذا المرض قد تصل إلى 80٪ في جميـع مراكز العالم؛ ولهذا يُعـدّ ورم ويلمز من الأمراض التي تسـتجيب للمعالجة بشـكل جيد، وكلّما كان الطفل أصغر سنًّا؛ كلّما كانت نسبة شفائه أكبر.

ما هي المضاعفات الجراحية؟

يمكـن أن تحدث المضاعفات الجراحية لدى عشـرة إلى عشـرين بالمئة من المرضى. تشـمل المضاعفات أثناء العملية الجراحيـة انسـكاب الورم (9.7٪)، والنزيـف (2٪)، وإصابات الأوعيـة الدموية والأمعاء. وتشـمل مضاعفات ما بعد الجراحة انسـداد الأمعاء (5٪)، والانغلاف، والتهـاب الجرح. الأطفال الذين يعانون من تسـليخ خلـف الصّفاق هم أكثر عرضة لخطر الانغلاف المعـوي بعد العملية الجراحية. يتطلّب التشـخيص درجـة عالية من الشـك، وقد يتطلّب إجراء عملية فتح البطن. تميـل معظم المضاعفات إلى الحدوث خلال ثلاثة أشـهر من

الاستئصال الجراحي.

يجب مراقبة المرضى ما بعد الإصابة بالسرطان، أي الذين نجوا من خباثة السرطانات، والذين تلقّوا العلاج الكيماوي النظامي والعلاج الشعاعي، وذلك تحسُّبًا لأعراض قد تكون حادّة وقد تكون مزمنة أو متأخّرة للعلاج، والتي تشمل فقدان السمع، مشاكل القلب والأوعية، والعقم. وهناك دراسات تشير إلى أنّه بعد 25 سنة من التشخيص، حوالى 25٪ من النّاجين لوحظت إصابتهم بنوع ثانٍ من السرطان، حيث يصبح لديهم حظّ أكبر للإصابة بأحد أنواع السرطانات بعد التعرّض للأشعّة، كذلك لوحظ لديهم فشل القلب الاحتقاني، والعقم، ومضاعفات أثناء الحمل، والفشل الكلوي. وفي النهاية لا بُدَّ من الأخذ بعين الإعتبار، أنّ المزيج من العوامل السريرية والمرضية والبيولوجية والعلاجيــة ن يؤثّر على التدرّج في التشــخيص والعلاج، وهذا مرتبط بالإستمرار بناءً على الإكتشافات البيولوجيّة والعلاجية الجديدة والمتجدّدة، وعلى نتائج التجارب السريرية أيضًا.

النّزوف عند الأطفال

إنّ آليّة الإرقاء والنزف والتظاهرات والأعراض السـريرية، هـي واحـدة عند الأطفال أو عند البالغيـن، لأنّ أكثر الأمراض النّزفيّـة عنـد الأطفال لها ارتباطات وراثيّـة تبدأ في الظهور في مراحل الطفولة الأولى، وتسـتمرّ معه حتّى الشّـباب والكهولة، وخاصّـة إذا كان السـبب هو اضطـراب في أحـد عوامل التخثّر كالناعور مثلا .

ماهي آليّة الإرقاء وكيف تتمّ لتوقف النزف؟

إنّ آليّـة الإرقاء هـي آليّة دقيقة جدًّا ومعقّدة ومتطوّرة جدًّا، ولكن بشرحٍ مبسّط، تعتمد بشكل أساسيّ على الصفيحات الدموية، وهي عناصر صغيرة تجول في الدم وهي التي في حالة النزف أو حدوث شـقّ في أحد الأوعية الدموية، تتفاعل تلك الصّفيحات وتنجـذب إلى المكان المصاب بواسـطة الكولاجين الموجود، وتقوم بتغيير شكلها الدّائريّ إلى شكل شوكيّ وتتكاتف فيما بينها وتلتصق بجدار الوعاء النّازف لتكوين السّـدادة الصّفائحيّة، وهنا يبـدأ الإرقاء الدموي الأولي ومن ثمّ تتفاعل مع بروتينات دموية أخرى لتشكيل الفيبرينن ومن ثمّ خيوط الفيبرين حيث تقوم هذه بحجز المزيد من الصّفيحات حيث تلتصق بألياف الكولاجين في الجرح ومن ثمّ إطلاق المواد الكيميائية كالسيريتونين، الذي يؤثّر

على لمعة الأوعية الدموية وكذلك فوسـفات الأدينوزين وهكذا حتّى الوصول إلى تكوين الجلطة التي تبدأ بخثرة صغيرة، حيث تبدأ بالتراكم لتشكيل السّدادة النهائية ألا وهي الجلطة، ومن ثمّ الإرقاء ووقف النزف. لكن لتفعيل هذه الآليّة في الجسـم هناك عدّة أمور لا بُدَّ من وجودها وأوّلها وجود العدد الكافي والفعّال مـن الصّفيحات الدموية في الجسـم، بالإضافة إلى البروتينات وعوامـل التخثّر المطلوبة، كذلك وجود عامل محرّض كالرّضّ أو الأذيّـة التـي في النهاية تؤدّي إلى رتقٍ في أحد الأوعية، ومن ثمّ تتفاعل وتنجذب للقيام بواجبها على أحسن وجه .

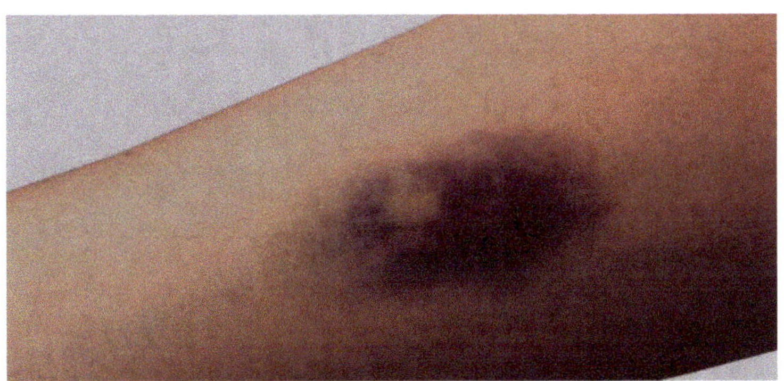

أنـواع النزوف في مراحل الطفولة الأولى مختلفة، فمنها ما يظهر بعد أربع وعشرين ساعة من الولادة، وعلى الأغلب تكون الأسـباب عند هؤلاء الأطفال مرتبطة أحيانًا بالنظام الدوائي أو بالأدوية التي تأخذها الأم خلال فترة الحمل، كالأدوية المضادة للِاختـلاج وغيرها مـن الأدوية الأخرى التـي تعرّضها لبعض

السـموم خلال الحمل، وهناك نوع آخر يظهر بعد اليوم السـابع **للولادة أو خلال الشهر الأول**، وهذا النوع يظهر بشكل عام عند الأطفــال الذين لم يأخذوا جرعـة فيتامين ك عند الولادة، ويبدأ النزف أوّلًا في السّرّة، أو الجلد، أو الأنف، أو الخِتان، أو موضع أيّ عمل جراحي إذا وُجد .

بدايةً سـنبدأ بالنـزف الذي يحدث عنـد حديثي الولادة، والسـبب الرئيسـي في هذه النزوف هو نقص الفيتامين كـ، كما ذكرنا سابقًا، الذي يلعب دورًا رئيسيًا في عمليّات التخثّر، ولكن مـن سـوء الحظ أنّ الطفـل يولد ومعه كمّيّـة فيتامين ك قليلة، بالإضافـة إلى ذلك هذا الفيتامين لا ينتقل من الأم إلى الجنين خـلال فتـرة الحمل، وأمر ثانٍ أنّ ذلك الفيتامين غير موجود في حليب الأم؛ لذلك وفور ولادة الطفل يجب إعطاؤه حقنة فيتامين ك بالعضل، وطبعًا هذا الأمر يشـمل جميع حديثي الولادة سواء وجد عامل خطر للنزف أم لم يوجد .

هناك أسـباب عامّة تزيد من النزوف عند الأطفال الكبار، كخدوش في الغشاء المخاطي للأنف، أو هشاشة الأوعية الدموية المبطّنة للأنف، أو جفاف الغشاء المخاطي، وعوز الفيتامين س أو أمـراض سـيولة الدم. وهناك عوامل أيضًـا تزيد من خطورة النزف كالإصابة بالتليّف الكيسـي، أو السـلياك، أو نقص الألفا انتيتربسـين. وهنا لا أريد أن أستعرض جميع الأمراض النّزفيّة،

التـي تحتاج إلى مُجلّد، لكنّني سـأُفصّل قليلًا عن مرض نزفيّ يحـدث في مراحل الطفولة المُبكرة، ألا وهو **الهيموفيليا أو داء الناعور**:

هـو اضطراب نزفـيّ وراثيّ مُرتبـط بالجنس حيث أن الصبغـي **اكس** هو المصـاب، لذلك فإنّ الإنـاث يحملْنَ المرض إلـى أبنائهنّ الذكور. وهذا المرض يؤدّي إلى عدم تجلّط الدم بشـكل صحيح؛ ما يؤدّي إلى نزيف تلقائيّ بعد أيّ رضٍّ أو جراحـة. وبشـكل عام يجـول في الدم نوع من البروتينات، التي هي بالفعل عوامل تخثّر تُسـاعد بالتّعاضد مـع الصّفيحات على وقف النزف، ولكنّ الذي يحدث هنا، تغيّـرات في إحـدى الجينات التي تُعطـي تعليمات لصنع عامـل التخثّر الـلّازم لوقف النزف، ويمنعـه من أن يعمل بالشـكل الصحيح وأحيانًا يختفي إطلاقًا، وهناك نوعين من الهيموفيليـا، النوع **أ** وهـو النوع التقليدي وينجم عن فقدان عامل التخثّر الثامن والنوع الثاني **ب** الناجم عن فقدان عامل التخثّر التاسع .

إنّ أعـراض الهيموفيليا تبدأ بالنـزوف المتعدّدة، ومن أهمّ تلك النـزوف الحاصلة في هذا المرض هي النزوف المفصلية، وقـد تميّـزت الهيموفيليا بهذه الظاهرة، حيث يندر بشـكل عام وجود مرض نزفيّ آخر يُحدث انصباب دموي في المفصل سوى

الهيموفيليــا، التــي تحدث نزوف متكرّرة تـؤدّي في النهاية إلى تخريب المفصل؛ إذا لم يُشـخّص المرض في الوقت المناسب لوضع العلاج المناسـب. وطبعًـا هذه النزوف المفصلية تترافق مع آلام شـديدة، مترافقة مع توذّم المفصل وتحديد الحركة عند الطفل .

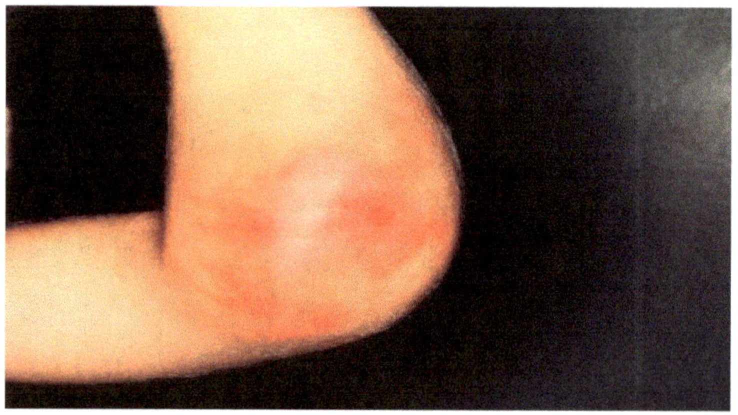

كذلك يحدث في الهيموفيليا نزف في الأغشــية المخاطية وأكثـر ما تتظاهر بالرعاف، والنـزوف اللّثويّة، والنزوف خاصّة بعـد إجراء الختّان، ما يلفت نظر الأهـل أو الطبيب إلى وجود هذا المرض، كذلك تُشــاهَد الكدمات الدموية، والخدوش على الجلد، عند أقلّ احتكاك، كذلك ما قد يلفت نظر الأهل، الغائط الزّفتـيّ نتيجة النزف في الجهاز الهضمـي، وقد يحدث نزوف بوليّة، ومن حسـن حظّ المصاب بالهيموفيليا، أنّ نزوف الجملة

العصبيّة المركزية نادرة جدًّا في هذا المرض .

طُــرُق العناية بالطفل المصــاب بالناعور وخاصة وهو في مرحلة النّموّ وقد يحتاج إلى اللّقاحات الخاصة بمرحلة الطفولة، لــذا يجب أن يحظــى الطفل بعناية خاصّة تبدأ في المنزل مرورًا بالمدرسة وحتّى المستشفى. ففي المنزل قد يستطيع الأهل ضبط الطفل وتوعيته لعدم التعرّض لأيّ نوع من الحركات العنيفة التي قد تسـبّب الرّضوض، ولكن في مرحلة المدرسـة يجب تدريبه علــى حماية المناطق المعرّضة للرّضّ كالرّأس، والأطراف، عن طريق خوذة للرّأس ووّاقيات للأطراف، وتجنُّب الرياضات التي تتطلّب الاحتكاك الجسديّ، وكذلك يحتاج إلى عناية خاصّة أثناء تبديل الأسنان .

أمّــا في حال حدوث نزوف لسـبب مــا، فالأمر المهمّ في هذه الحالة، تحديد شدّة النزف الذي قد يتناسب طردًا مع مكان النــزف. فمثلًا إذا حدث نزف نتيجة جرح بسـيط يجب تجنُّب خياطــة الجرح ووضع الترومبيــن موضعيًّا في مكان النزف، أمّا فــي حالة النزوف والإنصبابات المفصليّة، فيُفضَّل أن تُجرى في الوقت المناسـب وبأَيدٍ خبيــرة، ويجب تجنُّب بزل المفصل إلّا فــي حالات الضرورة القصوى، لأنّه يجـب أوّلًا إعطاء العامل المركّــز للتخثّــر ومن ثمّ الراحة المطلقــة، وطبعًا بالإضافة إلى المسـكّنات، وكمــا هو مُتعـارف عليه، الإبتعاد عن مشــتقّات

الأسبيرين ولا مانع من استخدام كمّادات الثلج لتحفيز انقباض الأوعية، كذلك وضع رباط طبّيّ ناعم حول مكان النزف مع الضغط بلُطف شديد. أمّا عامل التّخثّر سواء أكان العامل الثامن أو التاسع يُفضّل إعطاؤه وريديًا بمعدّل عشر وحدات لكل كلغ من الجسم، كذلك لا بُدَّ من الإشارة إلى أنّه يمكن إعطاء مركّبات الحديد للمصاب بالهيموفيليا، وذلك لتعرّضه لنزوف متكرّرة تؤدّي في النهاية إلى استهلاك مخزون الحديد لديه. وفي النهاية ولتجنُّب النزوف واختلاطاتها ومضاعفاتها، يجب محاولة تشخيص المرض باكرًا من قِبَل الطبيب المُشرف، عن طريق أخذ قصة مرضيّة تامّة والأهمّ سوابق الطفل المرضيّة، مثلًا الكدمات على الجلد، النزف من اللّثّة أو السّرّة، أو بعد الختّان ملاحظة المفاصل وحركتها وإذا ما كان فيها أيّ ورم أو انتباج، كذلك إجراء الفحوص المخبريـة الملائمة كتعداد الصّفيحات، وزمن النـزف، والبروترمبين والترومبوبلاستين، كذلك العامل الثامن والعامل التاسع. لا بُدَّ من الإشارة هنا إلى أنّ زمن التّخثّر يمكن أن يكون طبيعيًّا عند الكثيرين من المرضى المصابين بالهيموفيليا.

إذا لوحِظ تطاول زمن الترومبوبلاستين دون غيره، فهي علامة مهمّـة للإصابة بالهيموفيليا؛ عندها يُجرى فحص العامل الثامن والتاسع.

المصادر

- Tratado de Patologia Quirurgica

- Principios de Cirugia Pediatrica

- Wikipedia the free encyclopedia

- MEDSCAPE

- Mayo clinic family health book

- ASHCRAFT ATLAS DE CIRUGIA PEDIATRICA

- ATLAS PEDIATRIC PHYSICAL DIAGNOSIS

- JHONS HOPKINS MEDICINE

- Nelson textbook of pediatrics

- Childhood cancer by the ICCCIn: Howlader N, Noone AM, Krapcho M, et al., eds.: SEER Cancer Statistics Review, 1975-2010National Cancer Institute, 2013, Section 29Also available onlineLast accessed August 21, 2023.

- National Cancer Institute: NCCR*Explorer: An interactive website for NCCR cancer statisticsBethesda, MD: National Cancer InstituteAvailable onlineLast accessed December 15, 2023.

- Childhood cancerIn: Howlader N, Noone AM, Krapcho M, et al., eds.: SEER Cancer Statistics Review, 1975-2010National Cancer Institute, 2013, Section 28Also available onlineLast accessed August 21, 2023.

- Surveillance Research Program, National Cancer Institute: SEER*Explorer: An interactive website for SEER cancer statisticsBethesda, MD: National Cancer InstituteAvailable onlineLast accessed March 6, 2024.

- Gurney JG, Ross JA, Wall DA, et al.: Infant cancer in the U.S.: histology-specific incidence and trends, 1973 to 1992J Pediatr Hematol Oncol 19 (5): 428-32, 1997 Sep-Oct [PUBMED Abstract]

- Winter HSGastroesophageal reflux in infantshttps://www.uptodate.com/contents/searchAccessed Dec18, 2018.

- Rosen R, et alPediatric gastroesophageal reflux clinical practice guidelines: Joint recommendations of the North American Society for Pediatric Gastroenterology, Hepatology, and Nutrition and the European Society for Pediatric Gastroenterology, Hepatology, and NutritionJournal of Pediatric Gastroenterology and Nutrition.

الفهرس